Shampoo, Creme und Bodylotion

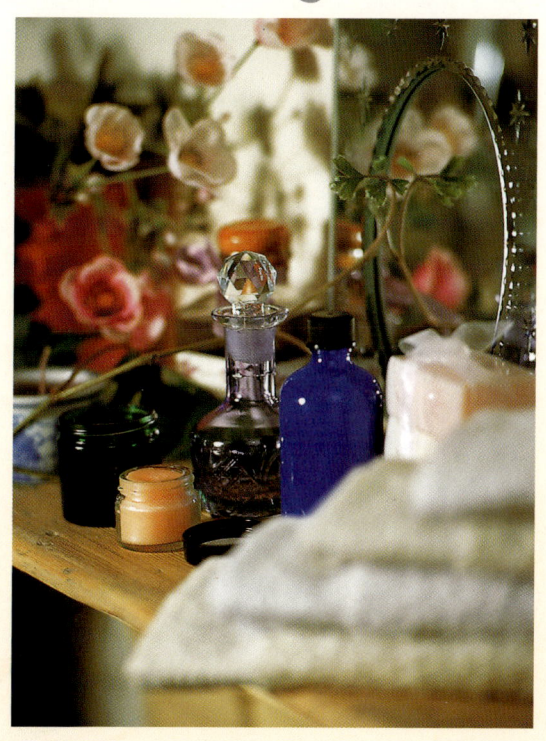

Stellen Sie Ihre eigene Naturkosmetik her!

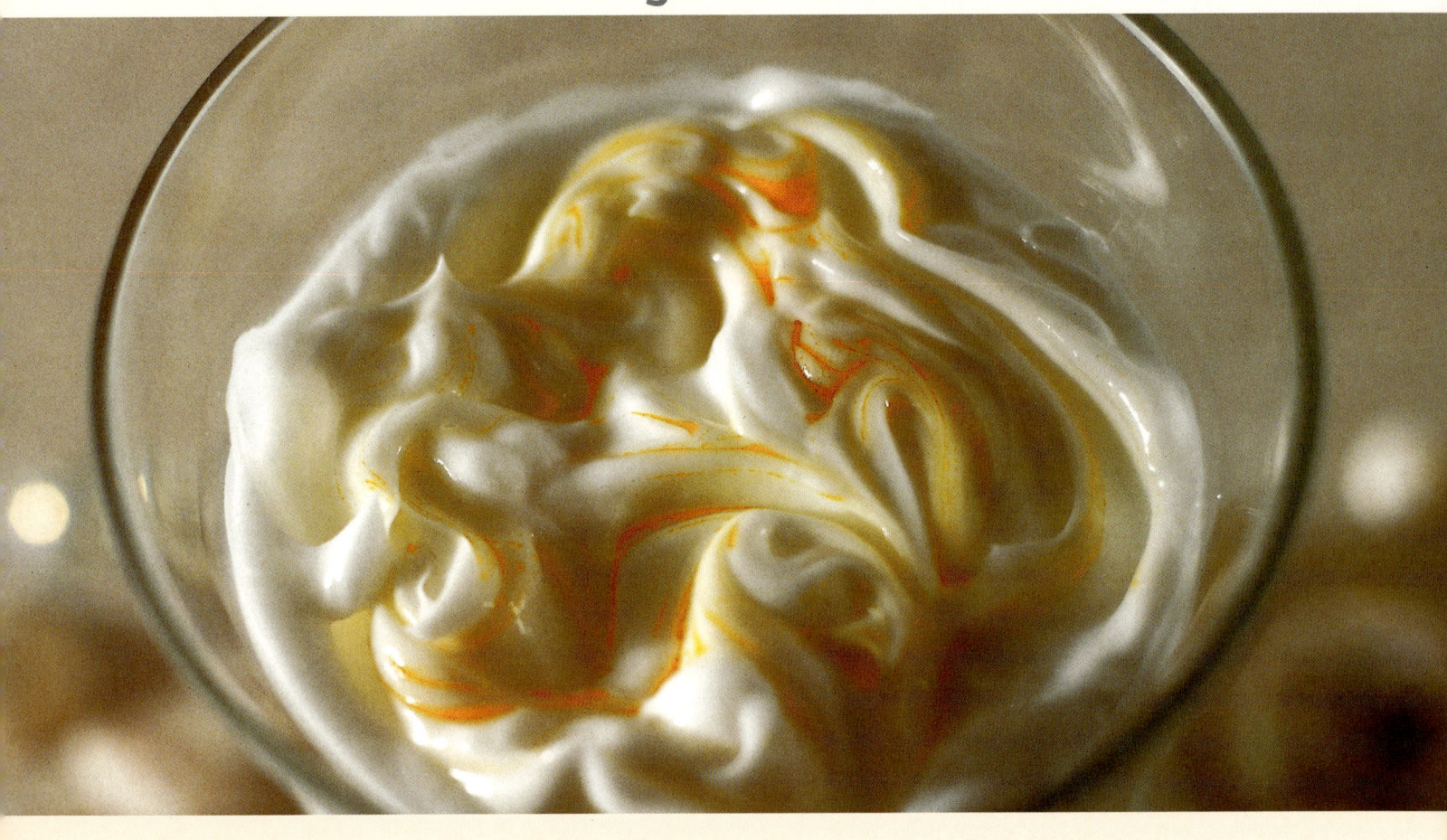

GILL FARRER-HALLS

Shampoo, Creme und Bodylotion

Natürlich – Selbst gemacht

LEOPOLD STOCKER VERLAG
Graz – Stuttgart

Umschlaggestaltung: Werbeagentur Rypka GmbH/Thomas Hofer, Graz
Umschlagfotos Vorderseite: siehe Danksagung, Seite 128
Umschlagfotos Rückseite: siehe Danksagung, Seite 128

Aus dem Englischen ins Deutsche übertragen von Sabine Geiger

Titel der Originalausgabe:
Gill Farrer-Halls: Face Creams, Hair Rinses, and Body Lotions: Recipes for Natural Beauty
© 2004 Rockport Publishers, Inc., 100 Cummings Center Ste 406L Beverly MA 01915-6101 Tel (978) 282-9590 Fax (978) 283-2742 www.quarrybooks.com

Der Inhalt dieses Buches wurde vom Autor und Verlag nach bestem Gewissen geprüft, eine Garantie kann jedoch nicht übernommen werden. Die juristische Haftung ist ausgeschlossen.

Bibliografische Information Der Deutschen Bibliothek
Die Deutsche Bibliothek verzeichnet diese Publikation in der Deutschen Nationalbibliografie; detaillierte bibliografische Daten sind im Internet unter http://dnb.ddb.de abrufbar.

Hinweis: Dieses Buch wurde auf chlorfrei gebleichtem Papier gedruckt. Die zum Schutz vor Verschmutzung verwendete Einschweißfolie ist aus Polyethylen chlor- und schwefelfrei hergestellt. Diese umweltfreundliche Folie verhält sich grundwasserneutral, ist voll recyclingfähig und verbrennt in Müllverbrennungsanlagen völlig ungiftig.

ISBN 978-3-7020-1194-9

Alle Rechte der Verbreitung, auch durch Film, Funk und Fernsehen, fotomechanische Wiedergabe, Tonträger jeder Art, auszugsweisen Nachdruck oder Einspeicherung und Rückgewinnung in Datenverarbeitungsanlagen aller Art, sind vorbehalten.

© Copyright der deutschen Erstausgabe: Leopold Stocker Verlag, Graz 2008

Printed in Singapore

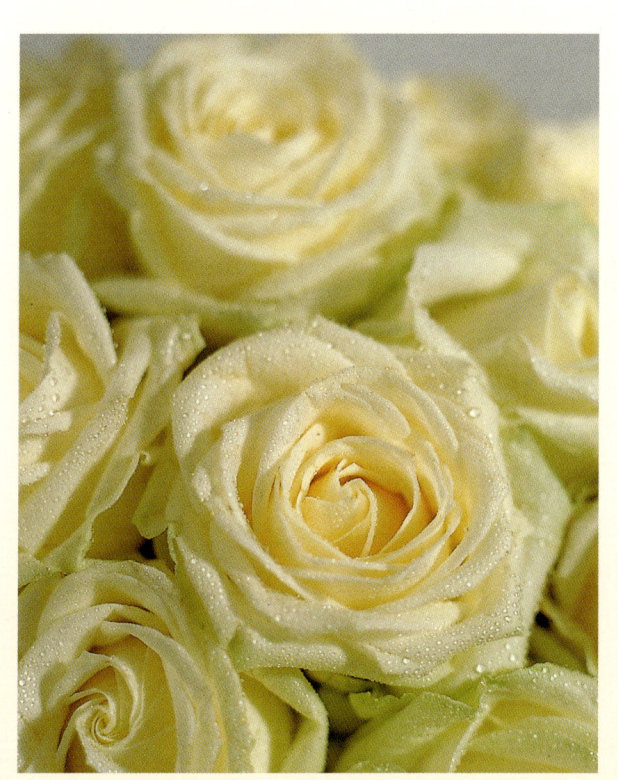

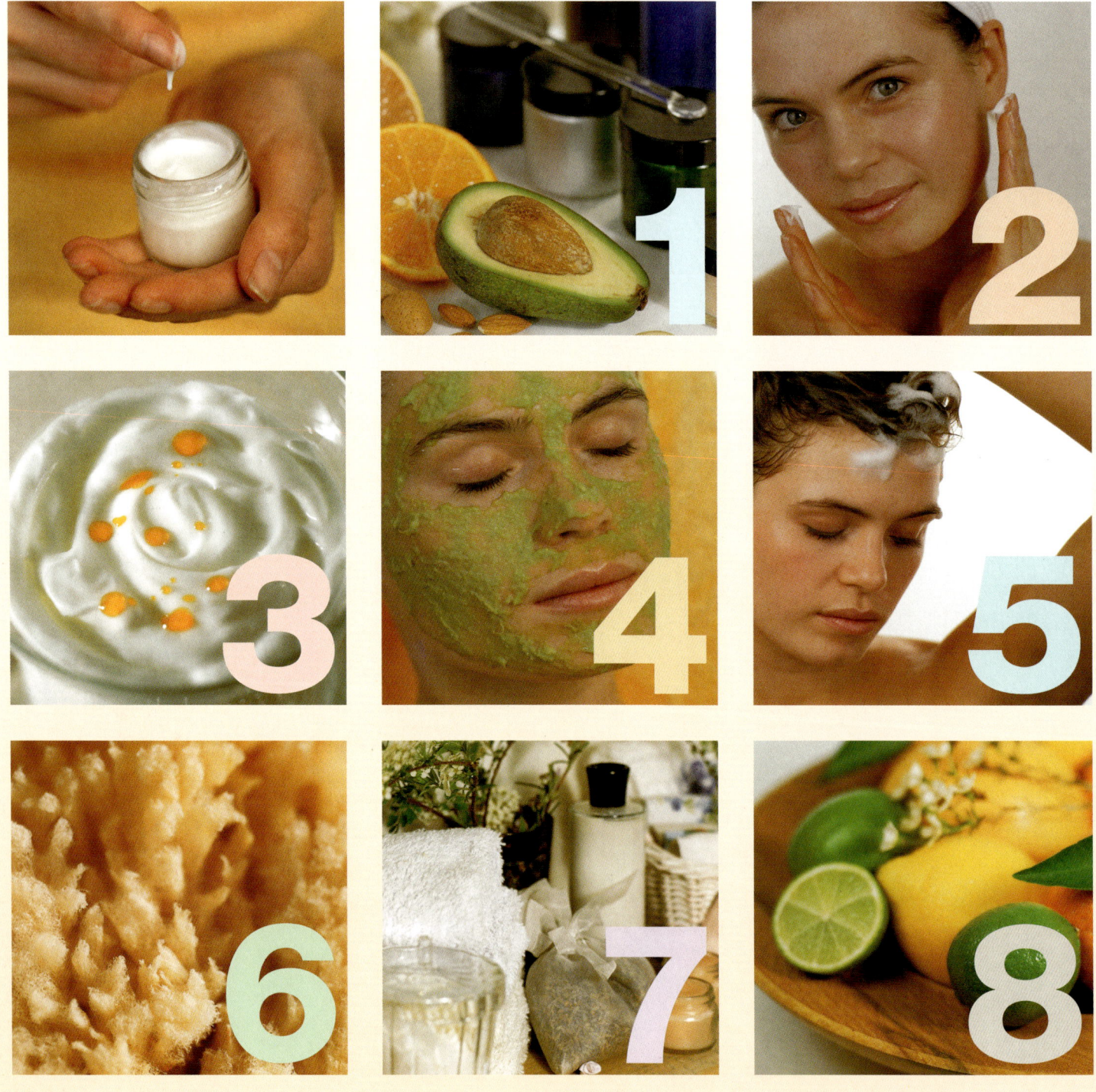

Inhaltsverzeichnis

Einleitung 10

1 Ingredienzien und Arbeitsausstattung
Über den sicheren Umgang mit ätherischen Ölen 16
Das ABC der wichtigsten naturreinen ätherischen Öle und ihrer Düfte 18
Arbeitsausstattung, Behältnisse und Ingredienzien 20

2 Leicht und schnell – Gesichtspflegeprodukte für die tägliche Anwendung
Gesichtspflegemittel selbst gemacht 24
Gesichtsreiniger 27
Reinigungslotionen für die Augenpartie 31
Gesichtswasser – Tonika 35
Feuchtigkeitscremes 39

3 Cremes, Bodylotions und Lippenbalsam selber machen
Selbst gemachte Gesichtscremes 44
Cremes 47
Lotions 55
Lippenbalsam 60

4 Gesichtsmasken & hautverjüngende Behandlungen
Natürliche Schönheitsbehandlungen 66
Gesichtsmasken 69
Hautverjüngende Behandlungen 74

5 Haarshampoos und Conditioner
Selbst gemachte Haarpflegeprodukte 80
Shampoos 83
Conditioner und Haarspülungen 87

6 Natürlich frisch und sauber
Deodorants, Mundspülungen und Aftershaves 96
Deodorants 99
Mundspülungen 103
Aftershaves 107
Augenspülungen und Augenkompressen 111

7 Über die Lagerung und Geschenkverpackung selbst gemachter Kosmetika
Wie Sie Ihre Kosmetika am besten präsentieren 116
Kosmetika dekorativ in Szene gesetzt 116
Verpackungsmöglichkeiten 119

8 Kauf und Lagerung frischer und getrockneter Ingredienzien
Lagerung frischer und getrockneter Ingredienzien 123
Handel und Vertrieb in Österreich und Deutschland 124

Ingredienzien – Glossar 126
Danksagungen 128

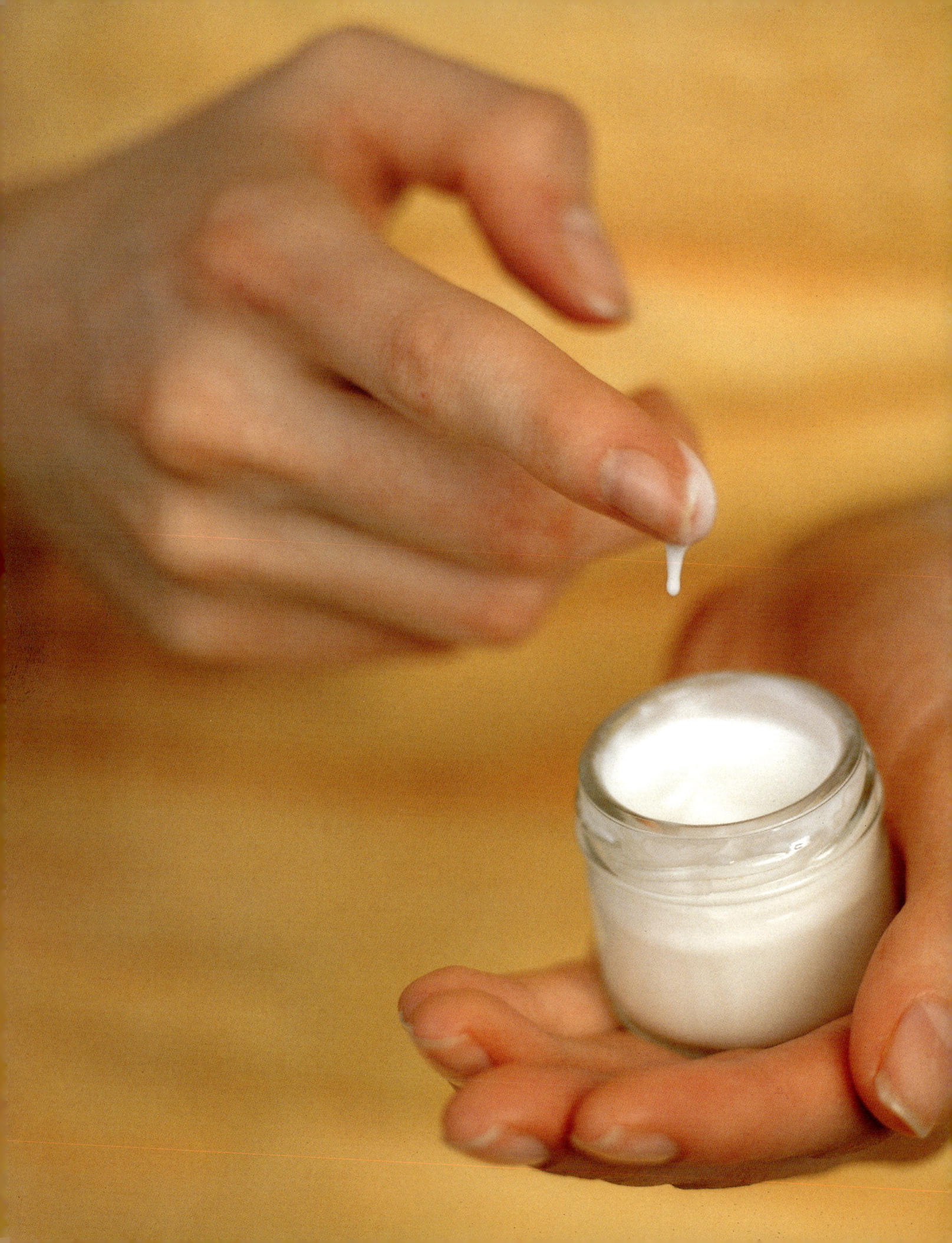

Einleitung

„Mit ätherischen Ölen, Bienenwachs, Kakaobutter und Blütenwasser lassen sich relativ leicht einfache Cremes, Lotionen und Duftwässer selber machen …"

Patricia Davis, Autorin und Aromatherapeutin

Einleitung

Die Haut ist weit mehr als lediglich die Hülle unseres Körpers. Sie ist das größte Organ des Menschen und erfüllt eine Vielzahl wichtiger Funktionen zur Gesunderhaltung unseres gesamten Körpers. Eines der Hauptcharakteristika der Haut ist, dass sie teils durchlässig für verschiedene Stoffe ist. Das heißt, dass bestimmte Substanzen in die Haut eindringen können, während andere abgewehrt werden. Die Haut erfüllt also sowohl eine Nähr- als auch eine Schutzfunktion für den menschlichen Organismus. So scheidet der Körper viele Giftstoffe über die Haut aus und nimmt wiederum zahlreiche Nährstoffe über sie auf. Die Haut wirkt dem Verlust wertvoller Flüssigkeiten entgegen und schützt den Körper vor dem Eindringen von Krankheitserregern.

Wer dieses Wissen verinnerlicht hat, dem ist klar, dass die sorgfältige Auswahl der Gesichts- und Hautpflegemittel sowie der Kosmetika ebenso wichtig wie die Auswahl der Lebensmittel ist. Mit anderen Worten: Naturkosmetika tragen genauso wie Biolebensmittel zu Ihrem Wohlbefinden bei. Einige der Ingredienzien für selbst gemachte Kosmetika finden sich in jeder Küche – das ließe theoretisch darauf schließen, dass das eine oder andere hausgemachte Hautpflegemittel gar zum Verzehr geeignet ist! Andere Ingredienzien beziehen Sie wiederum am besten in Fachgeschäften, die sich auf Naturkosmetik spezialisiert haben. Bei den Rezepturen in diesem Buch kommen ausschließlich tierversuchsfreie Zutaten auf pflanzlicher Basis zur Anwendung: „*Schönheit ohne Tierleid*", ganz im Sinne einer natürlichen und nachhaltigen Lebensweise.

Durch wirkungsvolle Hautpflege bleibt die Haut gesund und geschmeidig, sieht daher frisch und strahlend aus und kann ihre vielfältigen Funktionen optimal erfüllen. Entscheidet man sich, Kosmetika selbst zu machen, so lässt sich durch den Einsatz verschiedener natürlicher Ingredienzien aus biologischem Anbau – wie Blütenwasser, ätherische Öle, Honig oder Früchte – eine breite Palette an Pflegemitteln für alle Hauttypen erzeugen. Im vorliegenden Buch finden Sie einfache Rezepturen auf Grundlage von Basiscremes und Basislotionen bis hin zu anspruchsvolleren Verfahren zur Herstellung Ihrer Gesichts- und

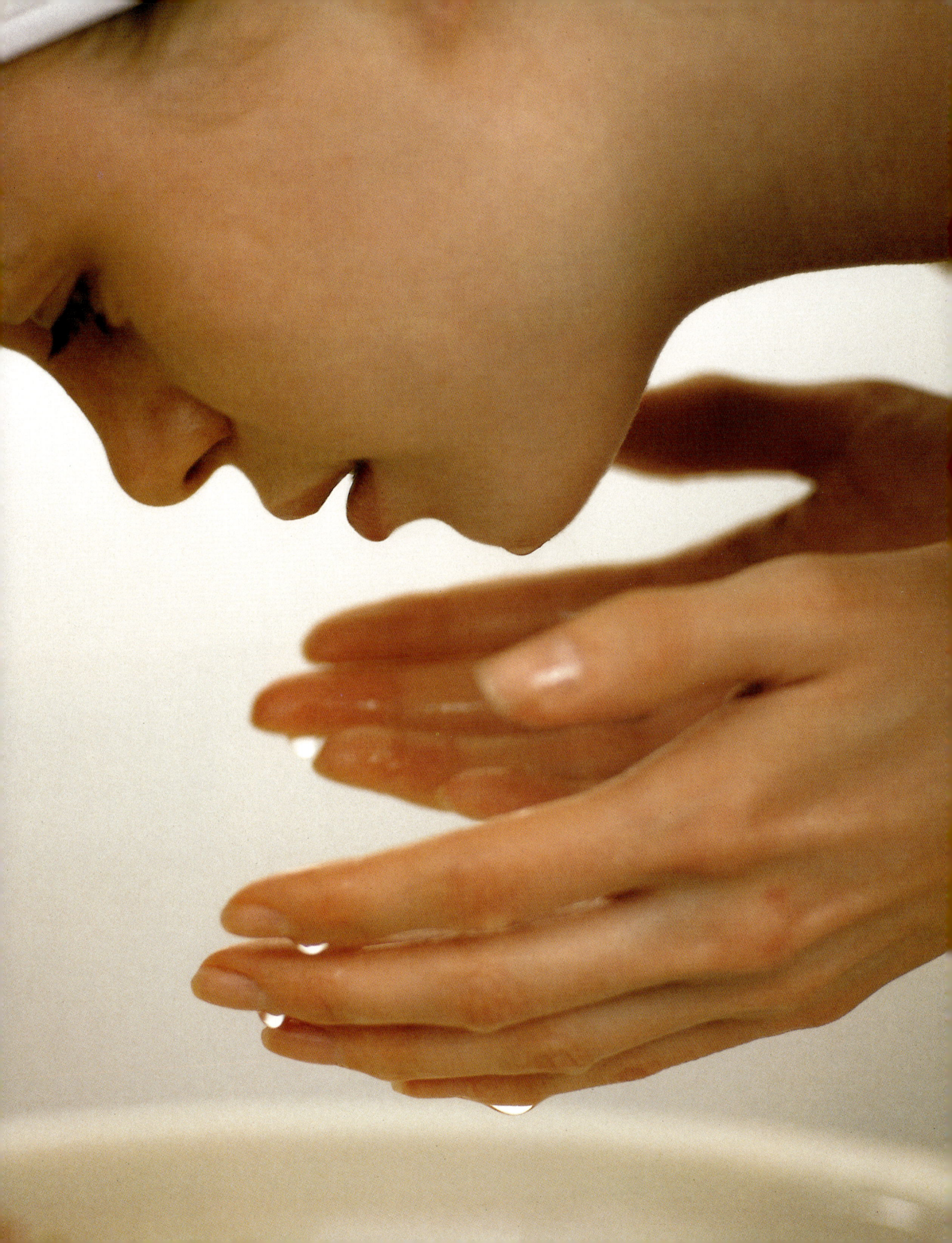

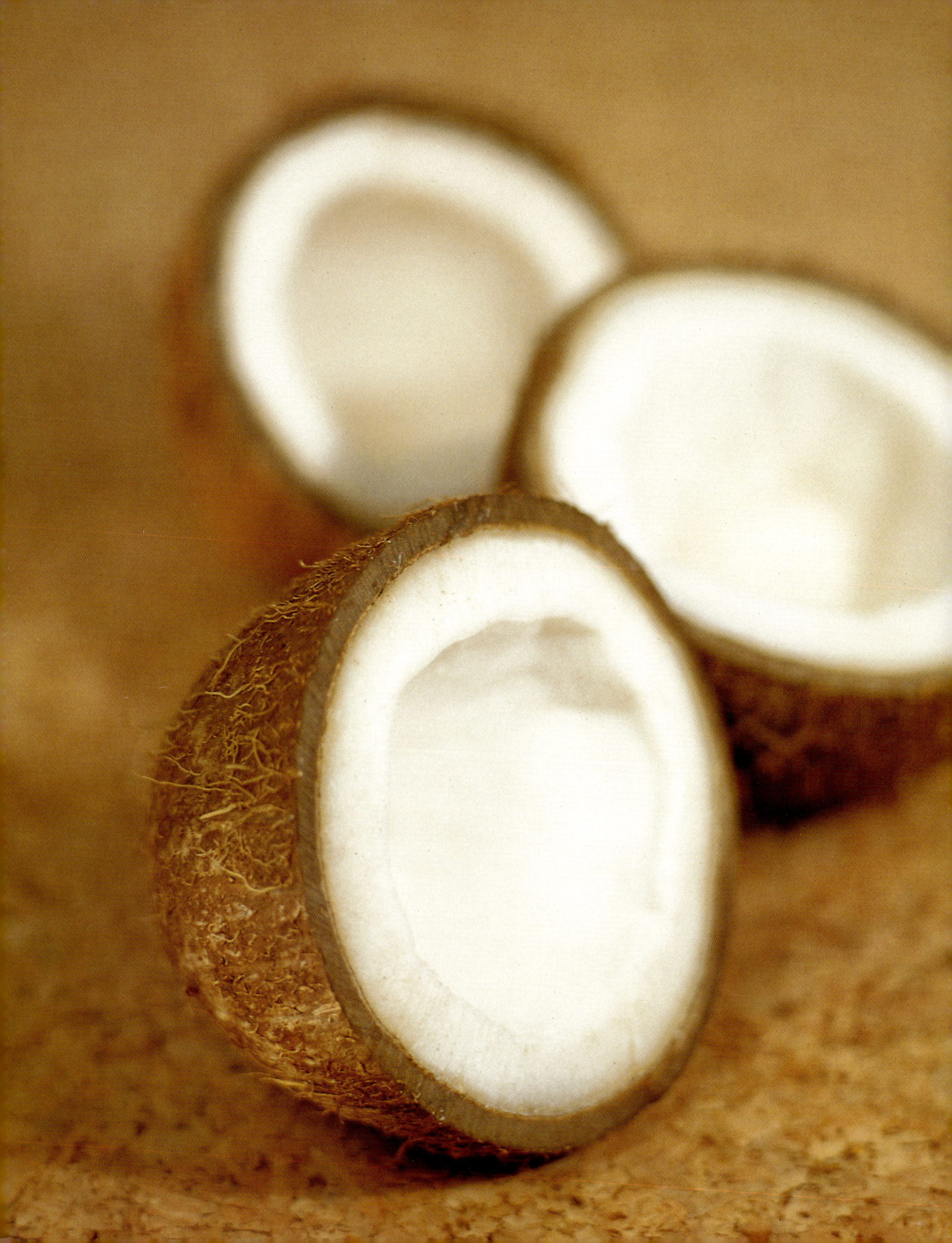

Handcremes. Für welche Variante Sie sich auch immer entscheiden: Sie können sicher sein, dass Ihre selbst gemachten Lotionen und Wässerchen allesamt eine natürliche und gesundheitsfördernde Wirkung haben. Zumeist kommen selbst gemachte Produkte auch günstiger als im Handel erhältliche, was wiederum mehr Freiheiten zum Experimentieren und Ausprobieren neuer Kreationen bietet.

Viele der Verfahren und Ingredienzien für die eigene Herstellung von Cremes bewähren sich bereits seit Jahrtausenden als wirkungsvolle und sichere Mittel für die Hautpflege, so etwa Honig, Mandelöl und Zitrone – allesamt altbewährte Hausmittel. Honig hat heilende Wirkung, macht die Haut weich und geschmeidig und wird erfolgreich bei der Behandlung leichter Verbrennungen eingesetzt. Zitrone macht die Haut heller und bleicht Sommersprossen und Altersflecken. Zitronen-Haarspülungen hellen die Haare auf. Die beruhigende, feuchtigkeitsspendende und nährende Wirkung des Mandelöls ist ein offenes Geheimnis in der Schönheitspflege, das schon viele Frauen von Generation zu Generation mündlich weitergegeben haben.

Auch die ätherischen Öle finden seit ihrer Entdeckung breite Anwendung in der Hautpflege- und Kosmetikproduktion. Naturreine ätherische Öle verfügen über eine Vielzahl von positiven Eigenschaften, die sich für die Herstellung selbst gemachter Hautcremes, Lotionen und Wässerchen hervorragend eignen. Ätherische Öle beschleunigen nachweislich die Entfernung abgestorbener Hautzellen und begünstigen das Zellwachstum neuer Zellen. Sie sind entzündungshemmend, wirken talgausgleichend, und aufgrund der herrlichen Düfte, die sie entfalten, wirken sie beruhigend, stressreduzierend und entspannungsfördernd. Bestimmte ätherische Öle haben zudem einen hautverjüngenden Effekt und tragen dazu bei, dass Sie sich jung und attraktiv fühlen und auch so aussehen.

Von Hautcremes, die verblüffend einfach herzustellen sind, bis hin zu anspruchsvollen und komplexen Rezepturen ist alles in diesem Buch vertreten. Je nach Hauttyp lassen sich die passenden Pflegemittel zusammenmischen. Versuchen Sie sich zuerst an einfachen Cremes, indem Sie ätherische Öle in Basislotionen oder Basiscremes einrühren. Sobald Sie sich etwas sicherer fühlen, können Sie sich an schwierigere Rezepturen heranwagen und mit Blütenwasser, Bienenwachs, ätherischen Ölen und anderen Naturprodukten experimentieren.

Neben Rezepturen für Gesichts- und Handcremes sowie Bodylotions finden Sie in diesem Buch auch Anleitungen zur Herstellung von Shampoos, Conditioner, revitalisierenden Haarpackungen, Lippenbalsamen, Gesichtswasser sowie Deodorants, Aftershaves und Gesichtsmasken. Genießen Sie sowohl die Herstellung als auch die Anwendung dieser breiten Palette von Naturkosmetika, die eine Wohltat für Mensch und Umwelt sind.

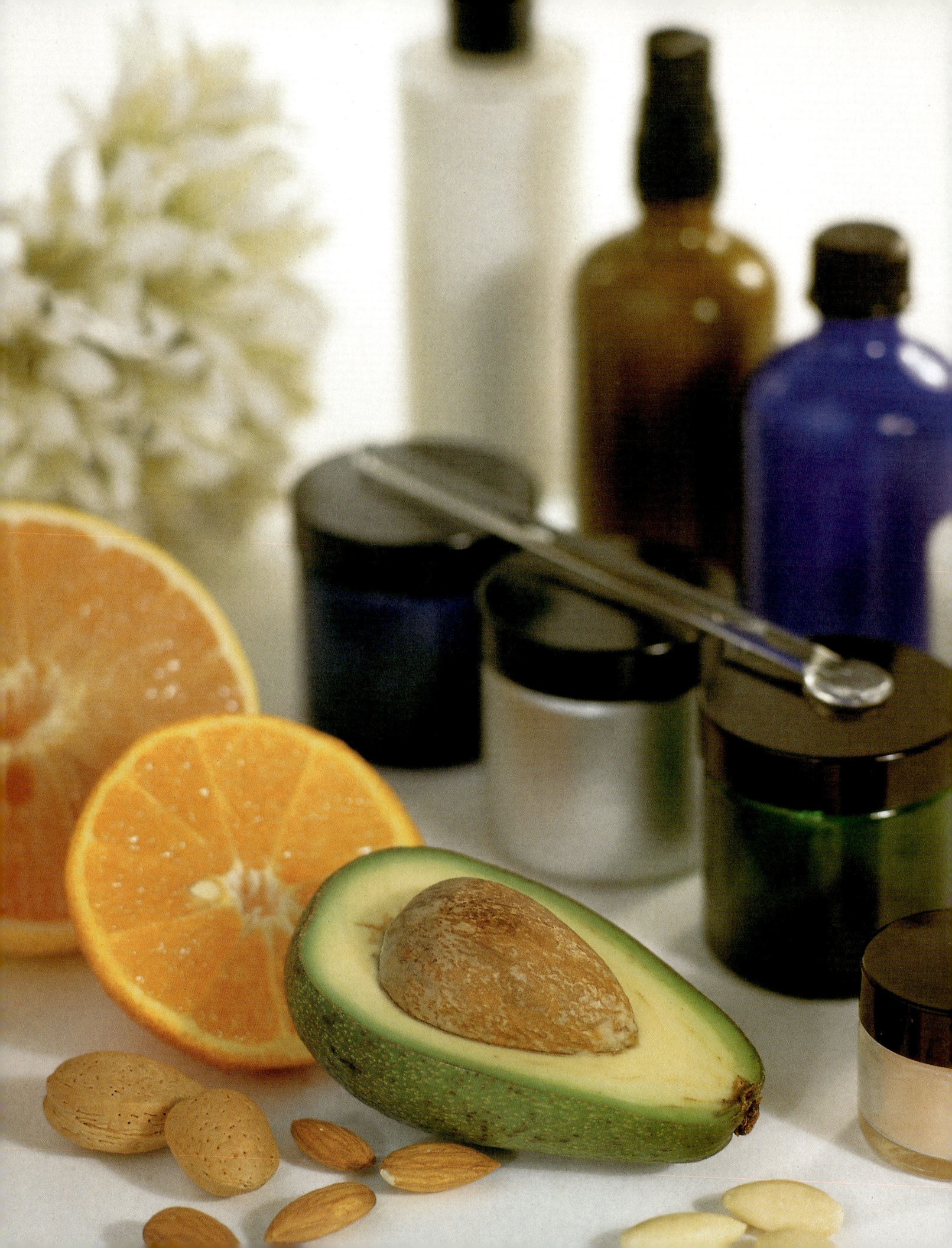

1 Ingredienzien und Arbeitsausstattung

„Wenn es um die Wahl der Öle und das Verdünnungsverhältnis geht, sollten Sorgfalt und Hausverstand Hand in Hand gehen."
Patricia Davis, Aromatherapeutin und Autorin

Über den sicheren Umgang mit ätherischen Ölen

Bei vielen der in diesem Buch beschriebenen Rezepturen für selbst gemachte Kosmetika kommen naturreine ätherische Öle zum Einsatz. Sie verleihen den Produkten sowohl einen angenehmen Duft als auch eine schützende, hautpflegende und heilende Wirkung. Bei naturreinen ätherischen Ölen handelt es sich um hochkonzentrierte Öle. Dies wird daran besonders deutlich, dass für die Herstellung eines einzigen Tropfens Jasminöl Tausende Blütenblätter notwendig sind. Beim Umgang mit ätherischen Ölen sollte daher stets auf diese Konzentration Rücksicht genommen werden, um den richtigen Einsatz der Öle sicherzustellen. Aufgrund der hohen Konzentration und der starken Wirkung können ätherische Öle bei falschem Gebrauch toxisch, also giftig, wirken. Bei sorgfältigem Umgang und bei Befolgung nachstehender einfacher Anweisungen ist der Einsatz ätherischer Öle zur Herstellung selbst gemachter Kosmetika jedoch unbedenklich.

- Ätherische Öle niemals oral (über den Mund) einnehmen! Selbst ausgebildeten Aromatherapeuten ist es gesetzlich verboten, eine orale Einnahme anzuregen.

- Der Kontakt des Öls mit Mund und Augen ist unbedingt zu vermeiden!

- Einige ätherische Öle können Hautirritationen hervorrufen, wenn sie unverdünnt auf die Haut aufgetragen werden. Eine unverdünnte Anwendung ist daher nicht zu empfehlen. Achten Sie stets darauf, dass Sie nur ordnungsgemäß verdünnte Öle auf Ihre Haut auftragen.

- Die Auflistung ätherischer Öle auf den Seiten 18–19 weist jene Öle aus, die bei empfindlicher Haut möglicherweise zu Hautirritationen führen können. Bei der Verwendung dieses, aber auch eines jeden anderen Öls kann es fallweise zu leichten Hautrötungen oder Juckreiz kommen. Sollte dies der Fall sein, tragen Sie am besten eine Basiscreme oder ein Basisöl, wie zum Beispiel Mandelöl, auf die betroffenen Hautpartien auf und legen danach ein kaltes, feuchtes Tuch darüber. Bedecken Sie die betroffenen Stellen so lange, bis Juckreiz oder Rötung verschwunden sind.

- Sie sollten die in den Rezepturen angegebenen Mengen von Ölen nie erhöhen und stets genau den Rezepturanweisungen folgen!

- Sollte unbeabsichtigt ein Tropfen ätherischen Öls in Ihre Augen gelangen, nehmen Sie eine geringe Menge Basisöl und verdünnen den Tropfen damit. Das Ganze dann mit einem weichen Tuch austupfen und das Auge mit reichlich kaltem Wasser auszuspülen.

- Einige wenige ätherische Öle, wie zum Beispiel Bergamotte und andere Zitrusöle, sind phototoxisch. Das bedeutet, dass sie unter starker Sonneneinwirkung Hautverfärbungen verursachen können. Durch die Verarbeitung zu Hautpflegeprodukten sind die Öle jedoch verdünnt und daher weitgehend ungefährlich. An heißen und sonnigen Tagen sollten Sie dennoch davon Abstand nehmen, Bergamotte- oder andere zitrusölhaltige Gesichtscremes und Bodylotions zu verwenden.

Tipp: *Sobald eines der Fläschchen mit ätherischem Öl nach getaner Arbeit leer ist, gönnen Sie sich doch ein entspannendes, herrlich duftendes Bad, indem Sie das Fläschchen im Badewasser ausspülen.*

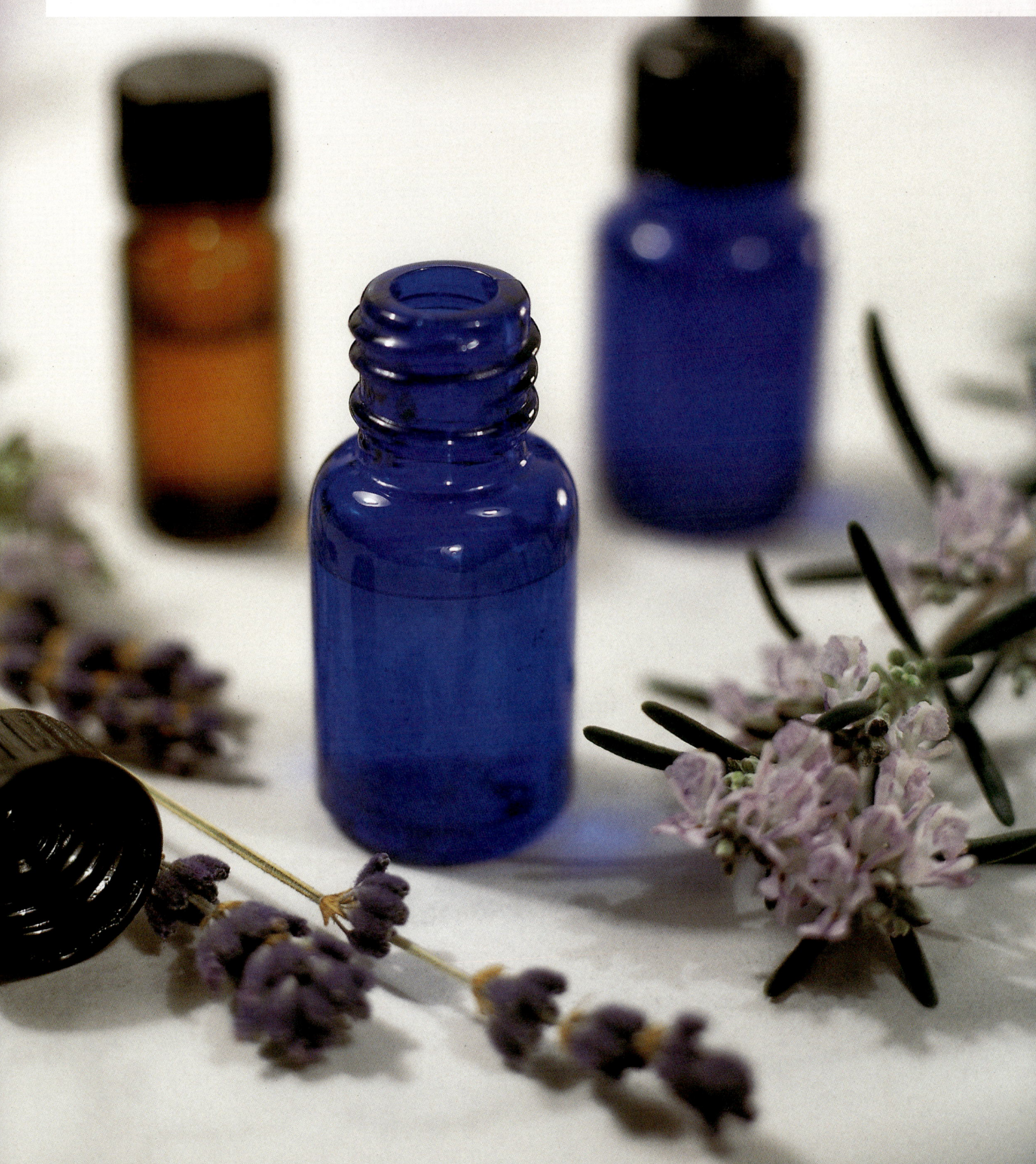

Das ABC der wichtigsten naturreinen ätherischen Öle und ihrer Düfte

Ätherische Öle sind ein Geschenk der Natur. Es handelt sich hierbei um Duftstoffe, die aus verschiedenen Pflanzenteilen gewonnen werden. Es empfiehlt sich, für die Herstellung von Kosmetika Öle zu verwenden, die aus kontrolliert biologischem Anbau (kbA) stammen und naturrein sind, also ausschließlich aus Öl der angegebenen Stammpflanze bestehen. Im Folgenden finden Sie eine Auflistung der wichtigsten ätherischen Öle, die in den vorliegenden Rezepturen verwendet werden, sowie eine Kurzcharakterisierung ihrer jeweiligen Eigenschaften und Düfte. Steht am Ende der Beschreibung der Buchstabe „S", so bedeutet dies, dass das betreffende Öl nicht während der Schwangerschaft verwendet werden soll. Der Buchstabe „H" steht für mögliche Hautreizungen, die bei empfindlichen Hauttypen durch die Anwendung des Öls verursacht werden können.

Bergamotte
(citrus bergamia)
Bergamotte wird hauptsächlich in Italien angebaut. Das daraus gewonnene Öl gilt als das Feinste aller Zitrusöle. Es hat einen zitrusfrischen Duft mit einer zart-blumigen, balsamischen Note. **H**

Echte Kamille/Römische Kamille
(matricaria chamomilla/anthemis nobilis)
Kamille entfaltet auf der Haut eine beruhigende und schmerzlindernde Wirkung. Der Duft des Kamillenöls hat sowohl eine warme, blumige als auch eine krautige, bittere und apfelartige Note. **S**

Jasmin
(jasminum officinale)
Jasmin hat einen äußerst intensiven, berauschenden Duft und verfügt darüber hinaus über hervorragende hautpflegende Eigenschaften, besonders für trockene und sensible Haut. Neben seinem süßlichen, blumigen und exotischen Geruch weist Jasmin aber auch eine warme, berauschende, honigähnliche Note auf. **S**

Lavendel
(lavandula angustifolia/lavandula vera)
Lavendelöl ist wohl das beliebteste und am weitesten verbreitete ätherische Öl. Es wirkt entzündungshemmend und beruhigt die Haut. Des Weiteren hat es eine schlaffördernde Wirkung. Der reine, frische, blumige Lavendelduft wird von einer zarten, grünen, krautigen Note begleitet.

Neroli
(citrus aurantium)
In manchen Kulturen wurde Neroli traditionell in Hochzeitsbouquets eingearbeitet. Das aus der Bitterorange gewonnene Neroliöl bezaubert sowohl mit seiner beruhigenden und entspannenden Wirkung als auch mit seinem lieblichen, frischen, blumigen Duft und seiner warmen, betörenden, bittersüßen Note.

Orange
(citrus sinensis)
Orangenöl kann aus einer Vielzahl süßer Orangensorten gewonnen werden. Die Orange weist ähnliche Eigenschaften auf wie Neroli und kommt in Gesichtswasser und Deodorants sehr gut zur Geltung. Der charakteristische süße, frisch-fruchtige Orangenduft wird durch eine helle, sinnliche Note ergänzt.

Palmarosa
(cymbopogon martinii)
Dieses feine, sanfte Öl wird aus einem zitronengrasähnlichen Duftgras gewonnen und entwickelt einen süßen, leichten, blumigen Duft mit einem zarten Hauch von Zitrus und Geranie.

Petitgrain
(citrus aurantium)
Das erfrischende Petigrainöl wird oft für Hautpflegeprodukte verwendet und entfaltet eine entspannende, ausgleichende Wirkung. Das blumig-frisch, zitronig duftende Petitgrain mit der leicht holzigen Note ähnelt in vielen Eigenschaften dem Neroliöl.

Rose
(rosa centifolia/damascena)
Die Rose als Inbegriff der Romantik wird oft als Königin der Blumen bezeichnet. Rosenöl gilt als das Beste aller Öle für die Herstellung von Hautpflegeprodukten. Rosen haben einen süßlich-blumigen Duft, der durch eine dunkle, honigähnliche Note abgerundet wird. **S**

Rosengeranie
(pelargonium graveolens)
Die Rosengeranie wirkt unterstützend bei der Regulierung der Talgproduktion der Haut und hat eine allgemein ausgleichende Wirkung. Geraniumöl entfaltet einen leichten, grünen Duft mit weicher, blumig-rosiger Note. **S**

Rosenholz
(aniba rosaeodora)
Rosenholz zählt heute zu den gefährdeten Baumarten. Daher sollte beim Kauf von Rosenholzöl unbedingt darauf geachtet werden, dass dieses aus Rosenholzbeständen stammt, die eine nachhaltige Nutzung garantieren. Der sowohl zurückhaltende als auch intensiv-zart-blumige Duft dieses Öls wird durch eine süßliche, holzige Note abgerundet.

Sandelholz
(santalum album)
Sandelholzöl ist für alle Hauttypen geeignet. Der warme, schwere Duft dieser Pflanze nimmt mit der Zeit an Intensität zu. Charakteristisch für den Sandelholzgeruch ist der süße, holzige, rosenähnliche Duft mit einer tiefen, balsamischen und orientalisch-würzigen Note.

Somalischer Weihrauch/Arabischer Weihrauch
(boswellia/boswellia carteri)
Weihrauch wurde im alten Ägypten zur Einbalsamierung der Toten verwendet. Der Pflanze wird eine altershemmende Wirkung (Anti-Aging) nachgesagt. Weihrauchöl zeichnet sich durch einen zitronigen, terpentinartigen Duft mit balsamisch-rauchiger, kampferartiger Note aus.

Ylang-Ylang
(cananga odorata)
Ylang-Ylang wird aufgrund seines exotisch-sinnlichen Dufts häufig in der Kosmetikindustrie eingesetzt. Sein Duft ist von intensiver Süße, mandelartig, blumig, mit tropischen Anklängen und einer leicht klebrig-süßen, cremigen und würzigen Note.

Zitrone
(citrus limon)
Der frische Zitrusduft ist überall bekannt. Aufgrund ihrer adstringierenden Wirkung eignet sich die Zitrone sehr gut für fettige Haut. Die Zitrone hat einen reinen, frischen, scharfen Duft mit zart-süßlicher Zitrusnote. **H**

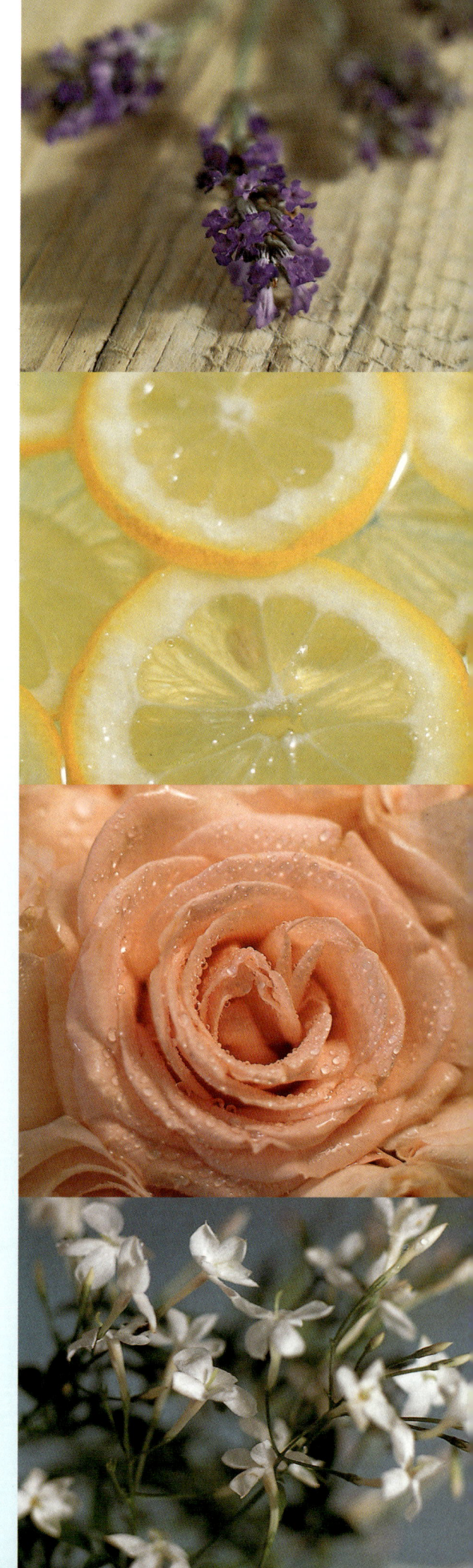

Arbeitsausstattung, Behältnisse und Ingredienzien

Arbeitsausstattung und Behältnisse

Einen Großteil der Arbeitsausstattung sowie einige der Ingredienzien für die Herstellung von Hautpflegeprodukten findet man in jeder Küche. Es empfiehlt sich, ein gläsernes Rührstäbchen zu besorgen, das in jedem gut sortierten Haushaltswarengeschäft erhältlich beziehungsweise bei den auf den Seiten 124–125 aufgelisteten Spezialgeschäften zu beziehen ist. Als Behältnisse für Hautcremes, Reinigungslotionen und Lippenbalsam eignen sich Glastiegel in den verschiedensten Größen. Gesichtswasser, Bodylotions sowie Deodorants sollten stets in dunklen Glasfläschchen mit Drehverschluss oder Sprayaufsatz aufbewahrt werden.

Ingredienzien

Sämtliche im Folgenden angeführten Ingredienzien können bei den auf den Seiten 124–125 aufgelisteten Spezialgeschäften bezogen werden. Einige der Zutaten sind mit Sicherheit auch in örtlichen Naturkosmetikläden erhältlich.
Dies sind also die Basisingredienzien für die Herstellung selbst gemachter Naturkosmetik:

- Basisprodukte von Hautlotion, Reinigungsmilch, Hautcreme, Haarshampoo und Conditioner/Pflegespülung

- Eine Auswahl an ätherischen Ölen, Blütenwässern (Hydrolate) und Kräutertinkturen

- Basisöle wie Mandelöl, Aprikosenkernöl, Hagebuttensamenöl, Kukuinussöl, Ringelblumenöl (Calendula), Karottenöl, Vitamin-E-Öl, Nachtkerzenöl, Jojobaöl oder Avocadoöl

- Bienenwachs, Sheabutter, Kakaobutter und Monoï-de-Tahiti-Öl (bzw. -Fett)

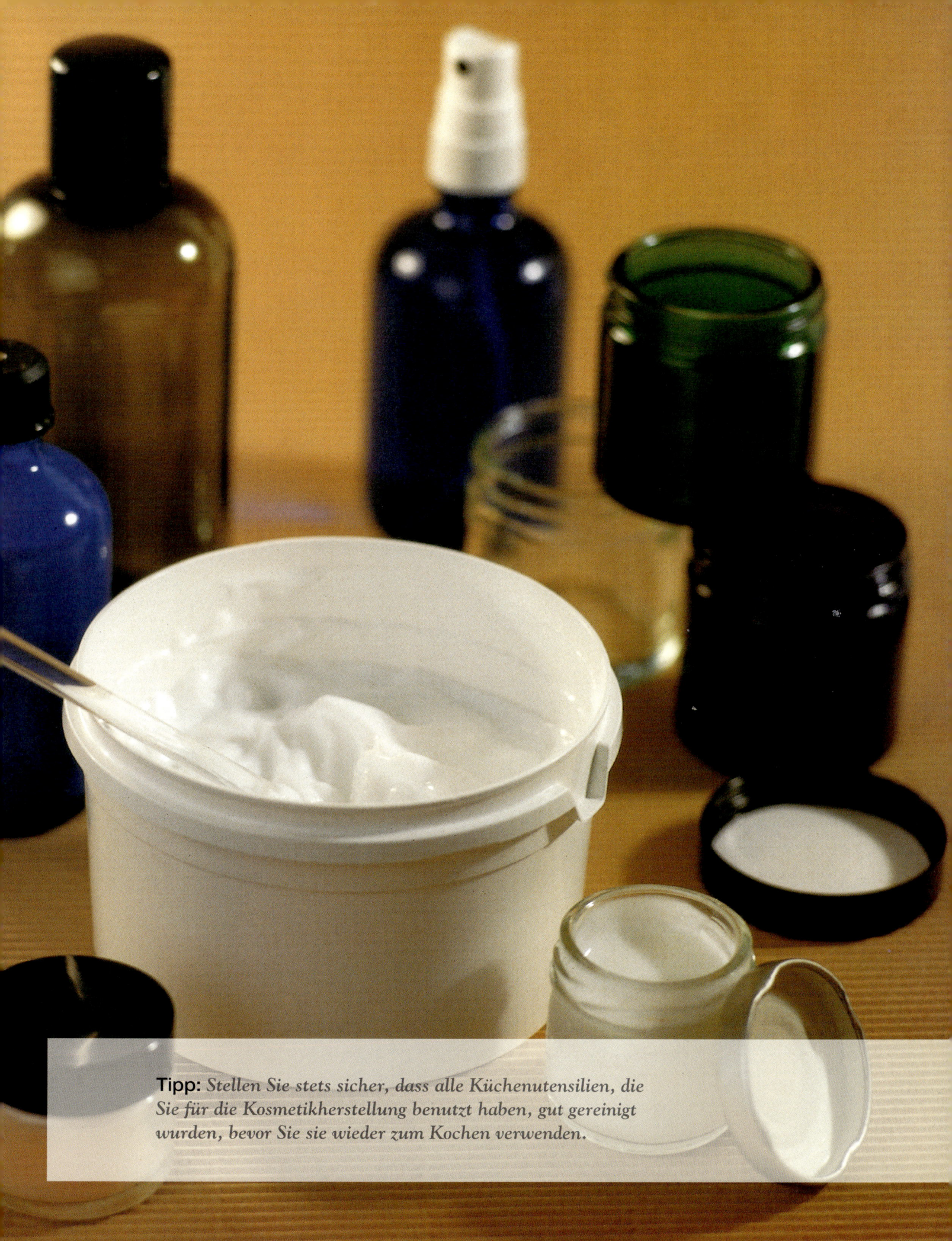

Tipp: *Stellen Sie stets sicher, dass alle Küchenutensilien, die Sie für die Kosmetikherstellung benutzt haben, gut gereinigt wurden, bevor Sie sie wieder zum Kochen verwenden.*

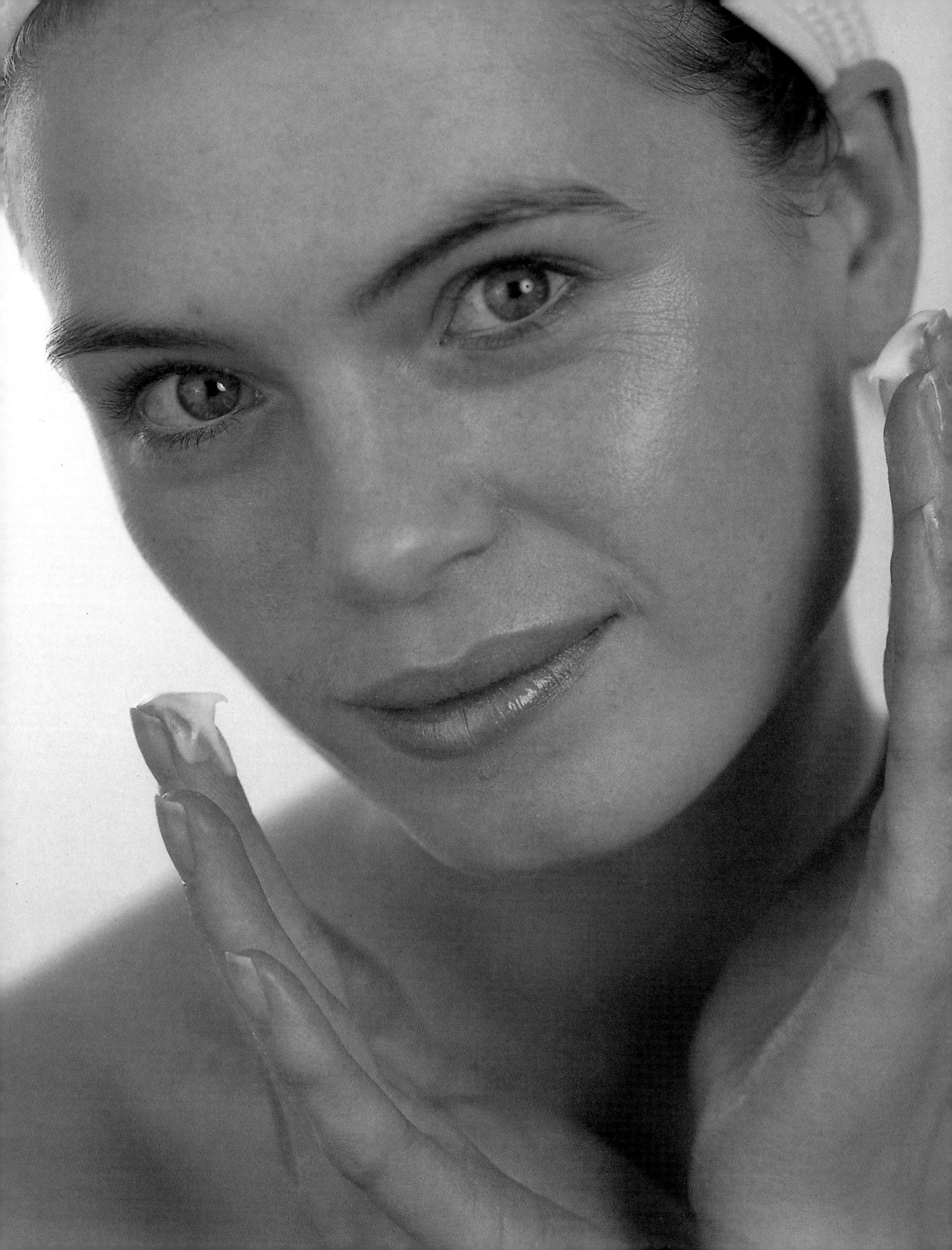

2 Leicht und schnell – Gesichtspflegeprodukte für die tägliche Anwendung

„Was Basisprodukte für die Schönheitspflege auszeichnet, ist ihre Schlichtheit. Sie sind besonders mild, sanft und rein, was ihre Anwendung so angenehm macht."
Baldwins-Katalog

Gesichtspflegemittel selbst gemacht

Die Rezepturen in diesem Kapitel lassen sich einfach und schnell umsetzen und erleichtern den Einstieg in die Kosmetikherstellung. Neben einer Auswahl an Rezepturen für Reinigungslotionen, Gesichtswasser und Feuchtigkeitscremes finden Sie auch verschiedene Anregungen, welche Zusätze zu den jeweiligen Basisprodukten für welchen Hauttyp am geeignetsten sind. Auf diese Weise können Sie Ihre Gesichtspflege ganz und gar nach Ihren persönlichen Bedürfnissen gestalten. Und so einfach geht's: Integrieren Sie die folgenden Anregungen Schritt für Schritt in Ihren Alltag, ändern Sie Ihre Gesichtspflegerituale, und Sie werden merken, dass Ihre Haut es Ihnen dankt.

Mit großer Wahrscheinlichkeit wissen Sie über Ihren Hauttyp und darüber, welche Gesichtspflegemittel für Sie besonders geeignet sind, bereits Bescheid. Nichtsdestoweniger empfiehlt es sich, den Zustand Ihrer Haut genauer unter die Lupe zu nehmen. Trockene Heizungsluft im Winter oder die starke Sonneneinstrahlung im Sommer belasten die Haut ebenso wie windiges Wetter oder Temperaturunterschiede, egal ob bei trockenem oder feuchtem Klima. Die Gesichtshaut ist davon besonders betroffen. Je nach Jahreszeit erfüllen daher die unterschiedlich zusammengesetzten Reinigungslotionen, Gesichtswasser und Feuchtigkeitscremes ihre Aufgabe.

Aber auch andere Faktoren, wie der allgemeine Gesundheitszustand oder die Ernährungsgewohnheiten, spielen eine Rolle, wenn es um den Zustand unserer Haut geht. Ein ganzheitlicher Ansatz in der Hautpflege unterstützt Sie darin, so strahlend wie nur möglich auszusehen. Das bedeutet, darauf zu achten, was Sie essen, und Ihre Essgewohnheiten gegebenenfalls zu ändern, um auf diese Weise Ihre Haut von innen heraus zu stärken. Es gibt Menschen, die so viele Chips und Cremetorten essen können, wie sie wollen, und trotzdem eine schlanke Figur und makellose Haut haben – aber diese Personen sind in der Minderheit. Die meisten von uns müssen auf ihre Ernährung achten, um ihren Körper in Form zu halten und ein gesundes Hautbild zu fördern.

Mit der Benutzung selbst hergestellter Kosmetika sollte also auch eine Ernährungsumstellung einhergehen. Trinken Sie täglich viel Quellwasser – das trägt dazu bei, dass größere Mengen der im Körper angesammelten Giftstoffe über den Urin und nicht über die Haut ausgeschieden werden. Kräutertees, salzarme Nahrung sowie eine Reduktion der Koffeinaufnahme können das Hautbild ebenso verbessern wie ein verringerter Konsum von Fertigprodukten, rotem Fleisch, Frittiertem oder Zucker. Greifen Sie in Zukunft häufiger zu frischem Bioobst und -gemüse sowie zu Vollkornprodukten und lassen Sie sich dafür mit einem gesunden, strahlenden Teint belohnen.

Ein weiterer Einflussfaktor für unsere Haut sind unsere Bewegungsgewohnheiten. Wer in geschlossenen Räumen und Büros arbeitet, verbringt meist wenig Zeit im Freien. Ein täglicher Spaziergang im Park oder Ausflüge aufs Land tun auch der Haut gut. Der Aufenthalt an der frischen Luft und die Bewegung regen Kreislauf und Stoffwechsel an, die Haut wird besser durchblutet, und Nährstoffe können besser durch den gesamten Körper transportiert werden.

Bereits nach wenigen Wochen, in denen Sie ohne großen Zeit- und Arbeitsaufwand Ihre Ernährungs- und Bewegungsgewohnheiten dementsprechend anpassen und die im Folgenden beschriebenen, einfach und schnell selbst herzustellenden Pflegekosmetika verwenden, können sich an Ihrem Hautbild positive Veränderungen bemerkbar machen. Ein ganzheitlicher Zugang in der Gesichtspflege bewirkt nicht nur ein strahlendes Äußeres, sondern auch gesundheitliches Wohlbefinden.

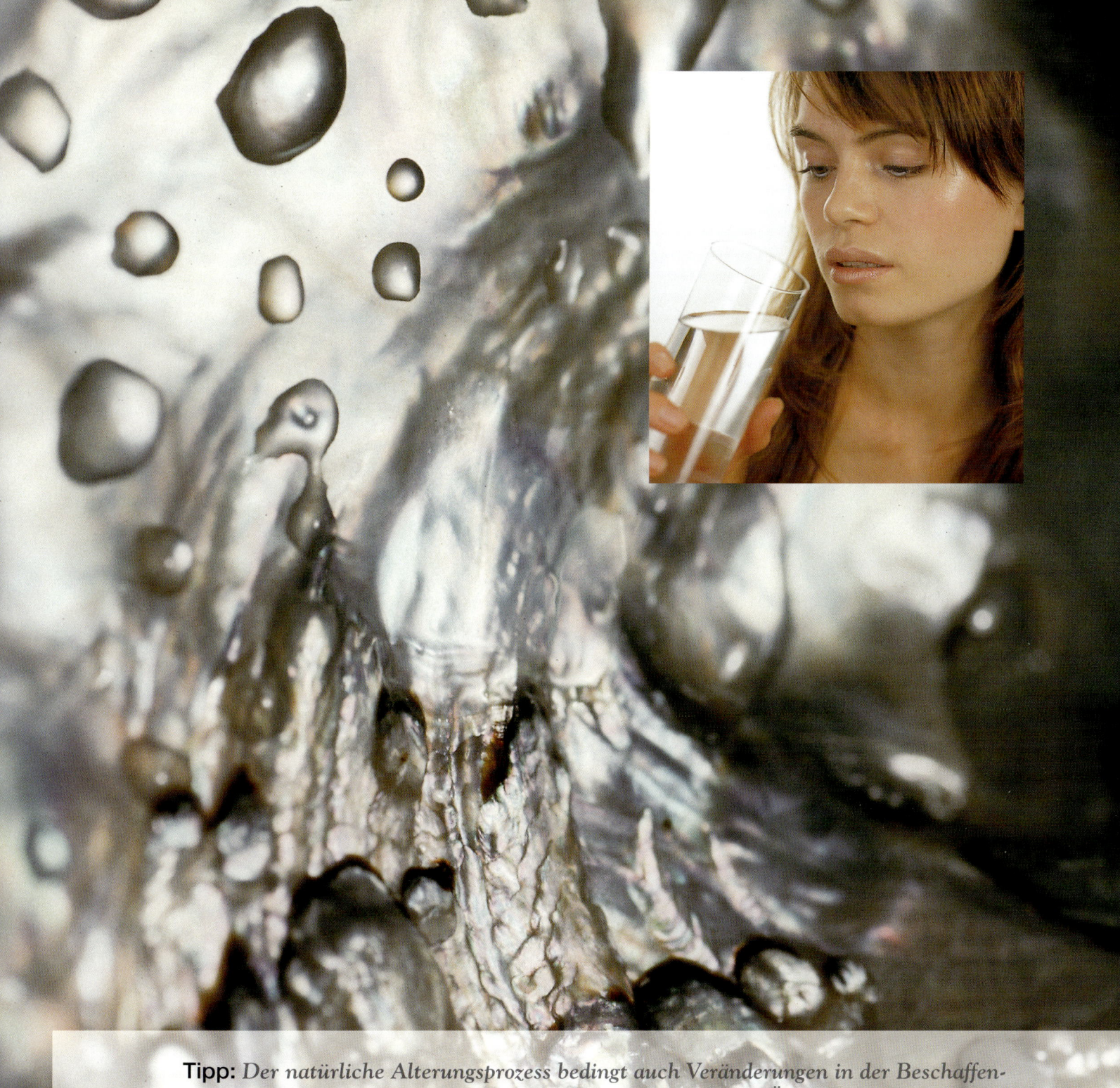

Tipp: Der natürliche Alterungsprozess bedingt auch Veränderungen in der Beschaffenheit unserer Haut, ohne dass wir dies bewusst wahrnehmen. Überprüfen Sie daher stets Ihren Hautzustand, bevor Sie sich für ein Pflegemittel entscheiden, und wechseln Sie, den jeweiligen Bedürfnissen Ihrer Haut entsprechend, auch einmal das Produkt.

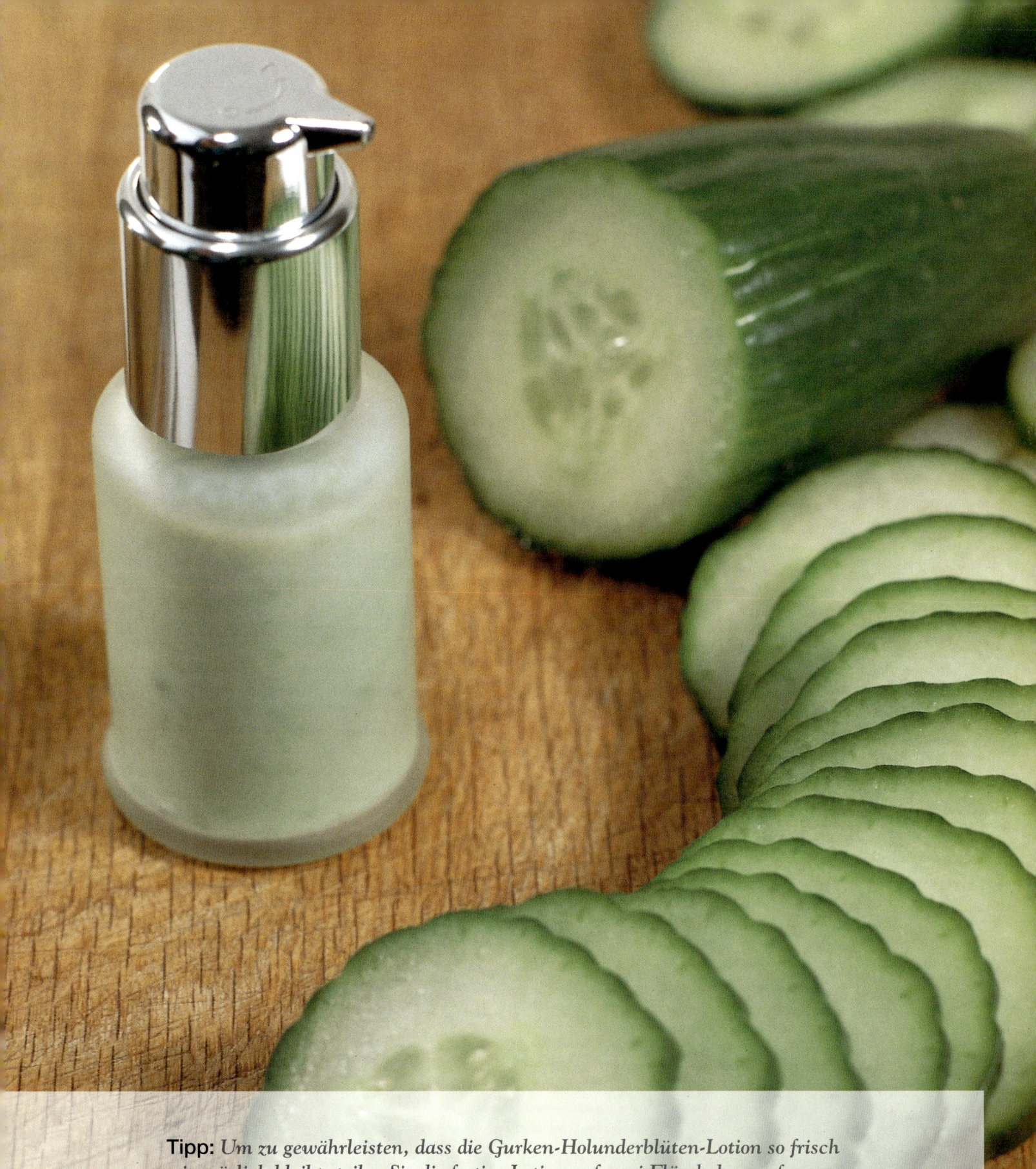

Tipp: *Um zu gewährleisten, dass die Gurken-Holunderblüten-Lotion so frisch wie möglich bleibt, teilen Sie die fertige Lotion auf zwei Fläschchen auf, von denen eines für den sofortigen Gebrauch gedacht ist und das andere bis zur Verwendung in den Kühlschrank gestellt wird.*

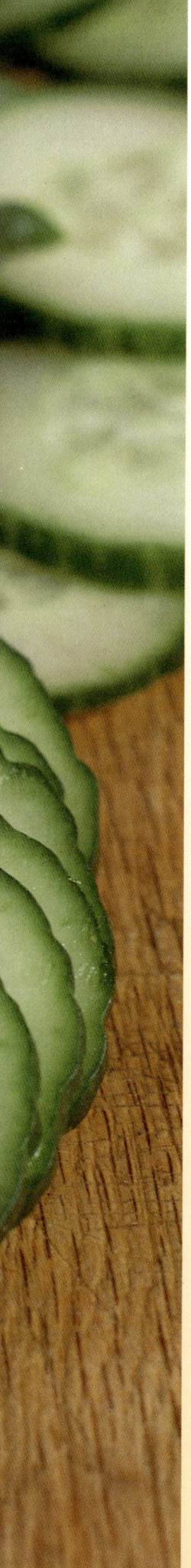

Gesichtsreiniger

Eine gründliche Haut- und Gesichtsreinigung bildet die Grundlage für optimale Hautpflege. Gerade wer in Großstädten oder Industriegebieten lebt, sollte ein besonderes Augenmerk auf die richtige Gesichtsreinigung legen, da die Luftverschmutzung der Gesichtshaut extrem zusetzt und zu Hautschäden sowie vorzeitiger Hautalterung führen kann.

Die Gesichtsreinigung steht am Anfang der insgesamt drei Stufen umfassenden täglichen Gesichtspflege, die sowohl morgens als auch abends stattfinden und, neben der Reinigung, das Klären und Erfrischen sowie die Versorgung der Haut mit Feuchtigkeit beinhalten sollte. Seifen als Gesichtsreinigungsmittel sind im Allgemeinen zu aggressiv für die empfindliche Gesichtshaut und können die Haut zu sehr austrocknen.

Für eine gründliche und zugleich sanfte Reinigung der Gesichtshaut eignen sich spezielle Gesichtsreiniger, wie Reinigungscremes oder -lotionen. Bei den im Folgenden beschriebenen Gesichtsreinigern handelt es sich um Reinigungslotionen. Zum Auftragen und Entfernen der Lotion sollten angefeuchtete Wattepads verwendet werden.

Zart-cremige Gurken-Holunderblüten-Lotion

Die Verwendung der Gurke in der kommerziellen Herstellung von Gesichtsreinigern hat eine lange Tradition, da sich die Gurke ihrer natürlichen adstringierenden (zusammenziehend) und hautreinigenden Wirkung wegen schon früh sehr bewährt hat. In der vorliegenden Rezeptur soll die Bio-Gurke eine frische, natürliche Reinigung für alle Hauttypen gewährleisten, unterstützt von den adstringierenden und lindernden Wirkstoffen des Holunders.

Das wird gebraucht
150 ml Basisprodukt Reinigungslotion
  (neutrale Reinigungslotion/-milch)
⅓ einer frischen Bio-Gurke
7 Tropfen Holunderblütentinktur
5 Tropfen Zitronenöl

So wird's gemacht

1 Die Gurke gründlich mit kaltem Wasser waschen. Ein Drittel davon in größere Stücke schneiden, diese in einen Standmixer geben und pürieren.

2 Danach ein Stück sauberen Musselinstoff zu einem Beutel formen, das Gurkenpüree einfüllen und die Masse durch den Stoffsack pressen, um auf diese Weise den Gurkensaft zu extrahieren.

3 Die Reinigungslotion in ein Glasgefäß füllen, wobei darauf zu achten ist, dass der Schnabel des Gefäßes so gestaltet ist, dass ein dünner Strahl ausgegossen werden kann. Anschließend den Gurkensaft hinzufügen und alles gut durchrühren. Zuletzt die Holunderblütentinktur und das Zitronenöl beimengen und nochmals gründlich umrühren, um alle Ingredienzien sorgfältig zu vermischen.

4 Nun die Mixtur auf zwei Fläschchen verteilen. Danach die Fläschchen klar und deutlich beschriften. Die Lotion ist gebrauchsfertig und kann bis zu einem Monat im Kühlschrank aufbewahrt werden.

Palmarosa-Lindenblüten-Lotion

Der frische, saubere Palmarosa-Duft harmoniert hervorragend mit der süßlichen, leicht honigartigen Note des Lindenblütenwassers. Diese sanfte, duftende Reinigungslotion eignet sich für alle Hauttypen. Palmarosa wirkt adstringierend, reguliert die Talgproduktion und verfügt dem Hören-Sagen nach über hautglättende Eigenschaften.

Das wird gebraucht
150 ml Basisprodukt Reinigungslotion
  (neutrale Reinigungslotion/-milch)
1 Esslöffel (15 ml) Lindenblütenwasser
30 Tropfen Palmarosaöl

So wird's gemacht

1. Die Reinigungslotion in ein Glasgefäß füllen, wobei darauf zu achten ist, dass der Schnabel des Gefäßes so gestaltet ist, dass ein dünner Strahl ausgegossen werden kann.

2. Dann das Lindenblütenwasser hinzufügen und gründlich durchrühren. Je nach persönlicher Präferenz kann mehr oder weniger Blütenwasser beigemengt werden, um so entweder eine milch- oder eher eine cremeartige Konsistenz zu erreichen.

3. Nun das Palmarosaöl Tropfen für Tropfen hinzufügen und dabei die Mixtur sorgfältig umrühren.

4. Die Mixtur in ein Fläschchen füllen, dieses beschriften, und schon ist die Lotion gebrauchsfertig.

Sanftes Mädesüß – Wiesenkönigin-Lotion

Die Wiesenkönigin hat entzündungshemmende und adstringierende Wirkung. Darüber hinaus verfügt die Pflanze über leicht schmerzlindernde Eigenschaften, die auf den Gehalt von Salicylsäure – eine Art natürliches Aspirin – zurückzuführen sind. Ihre Milde verdankt diese sanfte und süßlich duftende Lotion, die sich besonders für sensible, irritierte und leicht entzündliche Haut eignet, auch der Zugabe von Rosenblütenwasser und Neroliöl.

Das wird gebraucht
150 ml Basisprodukt Reinigungslotion
  (neutrale Reinigungslotion/-milch)
10 Tropfen Mädesüßtinktur
1 Esslöffel (15 ml) Rosenblütenwasser
20 Tropfen Neroliöl

So wird's gemacht

1. Die Reinigungslotion in ein Glasgefäß füllen, wobei darauf zu achten ist, dass der Schnabel des Gefäßes so gestaltet ist, dass ein dünner Strahl ausgegossen werden kann.

2. Dann das Rosenblütenwasser hinzufügen und gründlich durchrühren. Je nach persönlicher Präferenz kann mehr oder weniger Blütenwasser beigemengt werden, um so entweder eine milch- oder eher eine cremeartige Konsistenz zu erreichen.

3. Nun Tropfen für Tropfen das Neroliöl und die Mädesüßtinktur hinzufügen und dabei die Mixtur sorgfältig umrühren.

4. Die Lotion in ein Fläschchen füllen, dieses beschriften, und schon ist sie gebrauchsfertig.

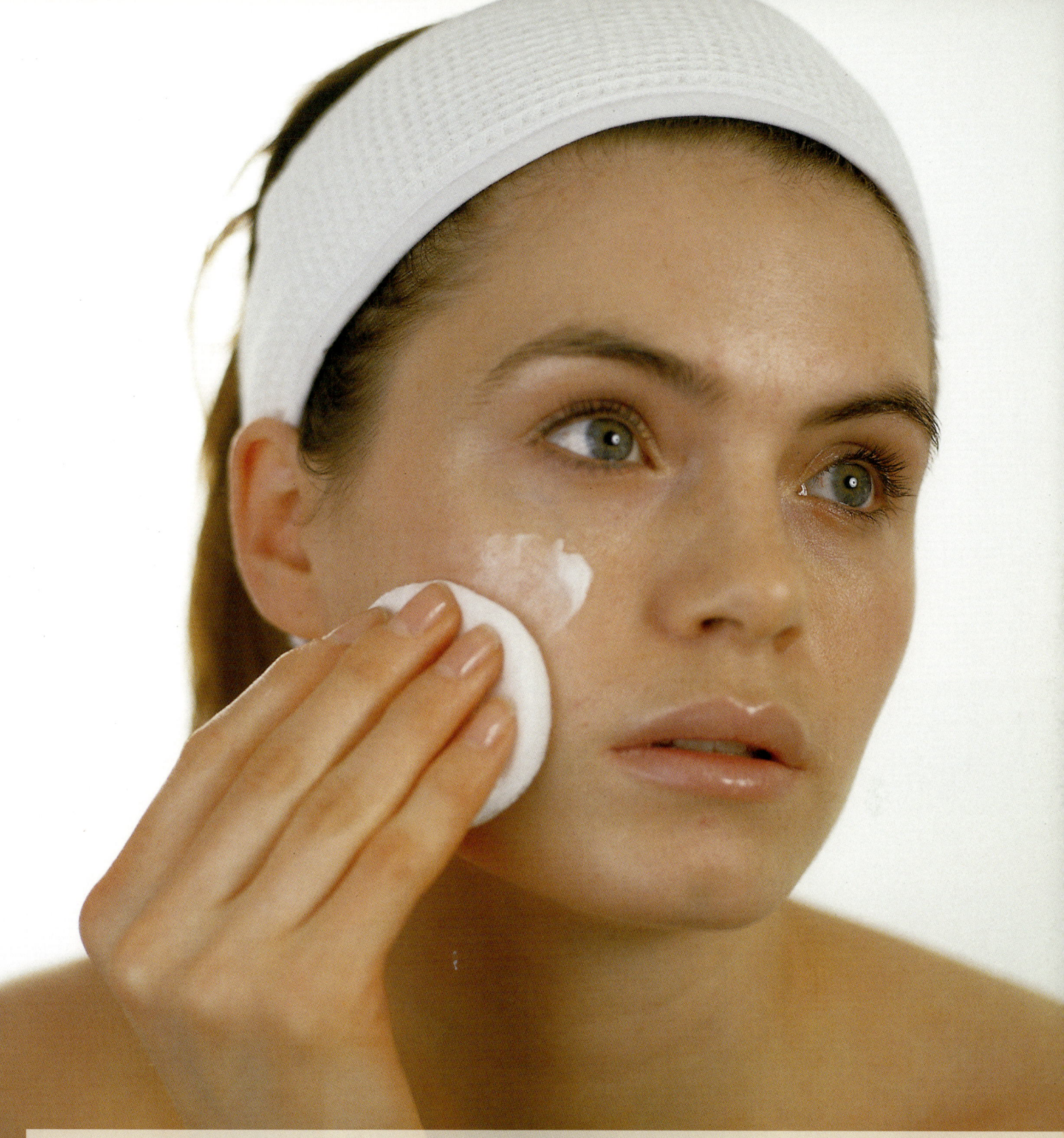

Wussten Sie, ... *dass Palmarosaöl zu den wenigen ätherischen Ölen zählt, die die Zellregeneration der Haut stimulieren und ihr dadurch Frische und Widerstandsfähigkeit verleihen?*

Tipp: *Augentrost empfiehlt sich auch zur Pflege lichtempfindlicher Augen, die leicht zum Tränen neigen. Die sanfte Augentrost-Lotion ist daher besonders für lichtempfindliche Augen geeignet.*

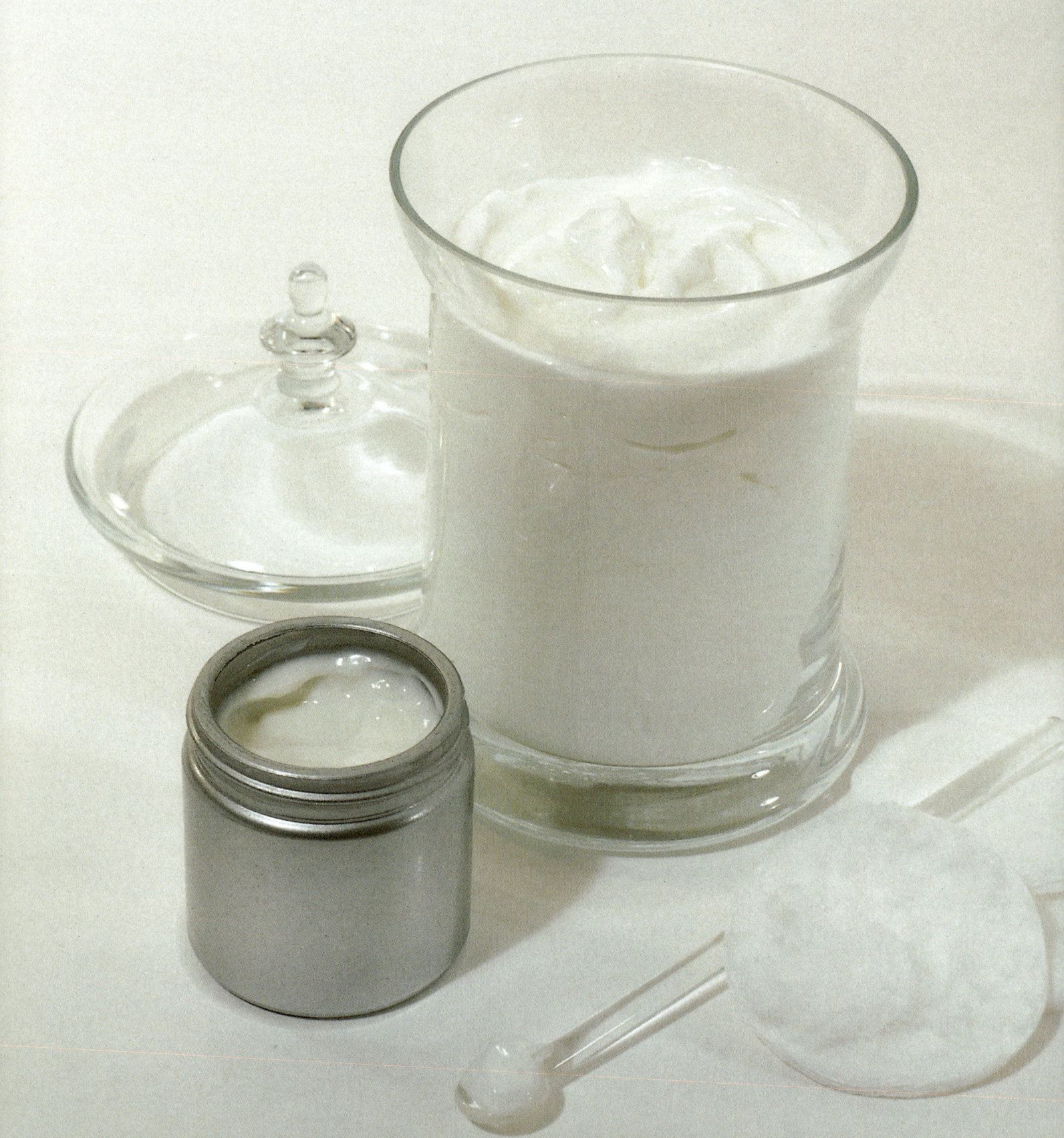

Reinigungslotionen für die Augenpartie

Gerade die zarte Hautpartie um die Augen bedarf besonderer Pflege und Aufmerksamkeit. Einige der am Markt angebotenen kommerziellen Reinigungslotionen weisen einen hohen Prozentsatz an Alkohol auf oder enthalten Substanzen, die für die sanfte Reinigung der empfindlichen Augenpartie viel zu aggressiv sind. Bei den beiden folgenden Rezepturen kommen besonders milde Öle, Blütenwasser und Kräutertinkturen zum Einsatz, die eine sanfte Reinigung dieser zarten Hautpartie gewährleisten.

Wie bei allen Gesichtspflegeprodukten ist jedoch auch bei Augen-Make-up-Entfernern und Augencremes darauf zu achten, dass die Pflegemittel nicht direkt ins Auge gelangen. Sollte dies unabsichtlich dennoch einmal passieren, spülen Sie das Auge einfach mit kaltem Wasser aus und tupfen es danach trocken. Zum Auftragen und Entfernen der Pflegelotion eignen sich am besten Wattepads.

Sanfter Augentrost

Wie der Name bereits vermuten lässt, werden dieser Pflanze Heilwirkungen für die Augen nachgesagt. Augentrost findet hauptsächlich bei Entzündungen oder Brennen in der Augengegend Anwendung. Die Mischung aus Augentrosttinktur und Kamillentee macht diesen sanften Reiniger zum geeigneten Pflegemittel bei müden und geröteten Augen.

Das wird gebraucht
- 2 Esslöffel (25 ml) Basisprodukt Reinigungslotion (neutrale Reinigungslotion/-milch)
- 2 Tropfen Augentrosttinktur
- 1 Teelöffel (5 ml) Kamillentee (siehe Schritt 3)

So wird's gemacht

1 Die Reinigungslotion in ein 50 ml fassendes Glasgefäß füllen.

2 Die Augentrosttinktur beimengen und gründlich verrühren.

3 Einen Bio-Kamillenteebeutel 10 Minuten in ein wenig heißem Wasser ziehen lassen. Warten, bis der Tee ausgekühlt ist, und 5 ml beziehungsweise 1 Teelöffel Kamillentee mit der Mixtur vermischen.

4 Die Lotion in ein Fläschchen oder einen Glastiegel füllen, diesen beschriften, und schon ist das selbst gemachte Augenpflegemittel gebrauchsfertig.

Nachtkerzen-Kornblumenwasser-Lotion

Nachtkerzenöl ist reich an Gamma-Linolensäure, einer essenziellen Fettsäure. Das Öl wird zur Behandlung von Hautkrankheiten, wie Schuppenflechte, Neurodermitis oder anderen Ekzemen, eingesetzt und eignet sich insbesondere für empfindliche Haut. Der frische, klare Duft des Kornblumenwassers verleiht der Lotion eine zart duftende Note.

Das wird gebraucht
2 Esslöffel (25 ml) Basisprodukt Reinigungslotion
 (neutrale Reinigungslotion/-milch)
1 Kapsel Nachtkerzenöl
1 Teelöffel (5 ml) Kornblumenwasser

So wird's gemacht

1. Die Reinigungslotion in ein 50 ml fassendes Glasgefäß füllen.

2. Die Nachtkerzenöl-Kapsel mit einer Nadel anstechen, das Öl aus der Kapsel in die Reinigungslotion pressen und das Ganze gründlich verrühren.

3. Das Kornblumenwasser hinzufügen und gut umrühren.

4. Die fertige Lotion in ein Fläschchen oder einen Glastiegel füllen, diesen beschriften, und das Augenpflegemittel steht zum Einsatz bereit.

Tipp: *Die Anwendung von Kornblumenwasser hat eine lange Tradition in der Augenpflege. Es wirkt bei müden Augen entzündungshemmend und beruhigend.*

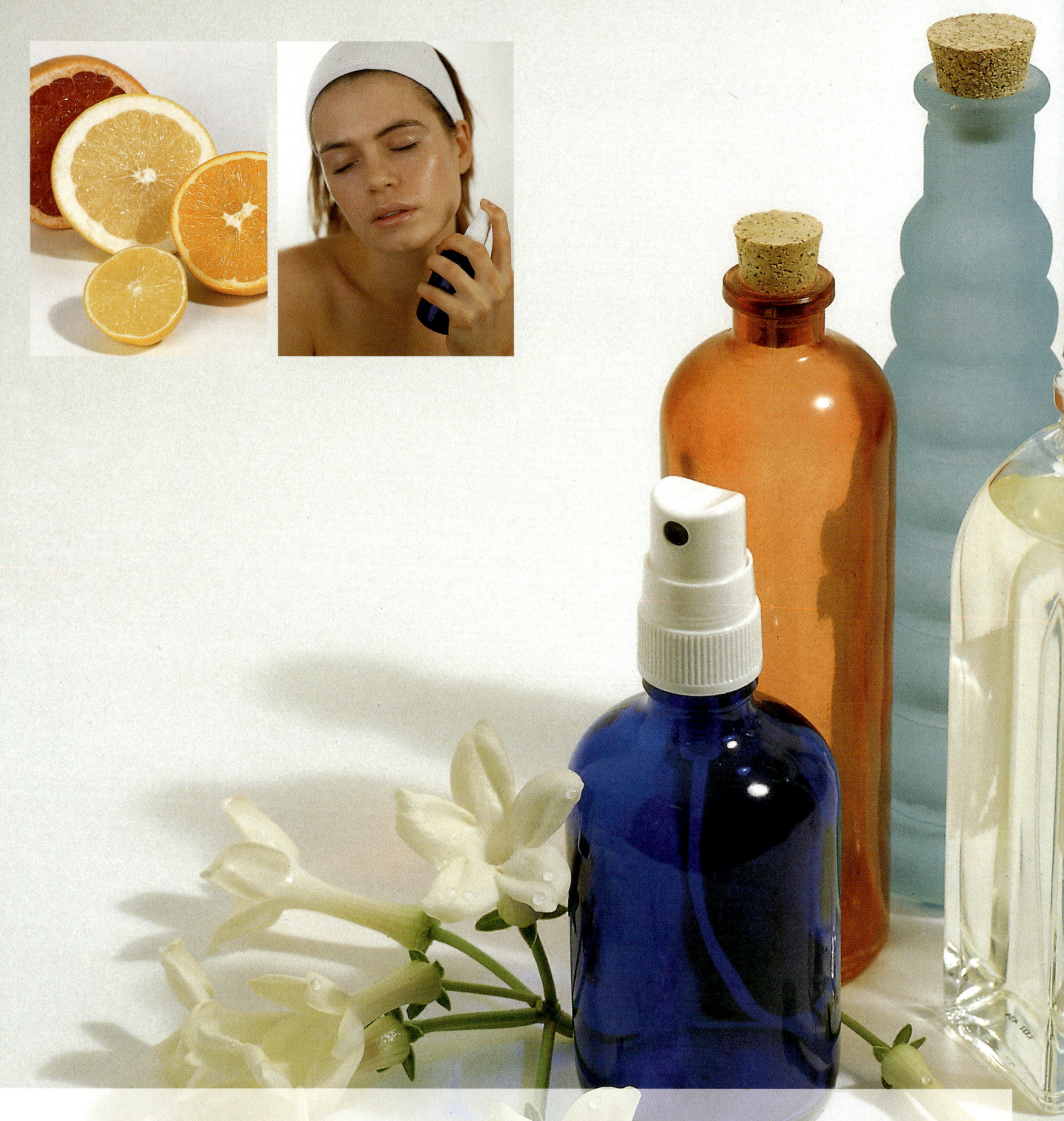

Wussten Sie, ... dass Orangenblütenwasser durch Destillieren der Knospen der Orangenblüte gewonnen wird? Dieser Destillationsprozess dient primär der Gewinnung ätherischen Neroliöls. Das Orangenblütenwasser ist somit ein Nebenprodukt dieses Vorgangs, obgleich es genauso wertvoll ist. Durch die Verwendung von Produkten, die sowohl Neroliöl als auch Orangenblütenwasser beinhalten, können sämtliche Wirkstoffe der gesamten Pflanze optimal genutzt werden.

Gesichtswasser – Tonika

Gesichtswasser erfüllt eine wichtige Aufgabe bei der täglichen Gesichtspflege, da es zum einen das Zusammenziehen der Poren nach der Gesichtsreinigung bewirkt und zum anderen auch nachträglich Reste von Reinigungslotion, die sich möglicherweise auf der Gesichtshaut abgelagert haben, entfernt. Viele der im Handel erhältlichen Gesichtswasser und „Tonika" enthalten jedoch aggressive Substanzen, die die Haut austrocknen und ein unangenehmes Spannungsgefühl darauf hinterlassen.

Gesichtswasser selbst herzustellen, ist ein einfacher Vorgang, der die Mühe lohnt. Für die angeführten Rezepturen werden nur reine und natürliche Produkte aus biologischem Anbau verwendet, die sanft zur Haut sind, sich angenehm anfühlen und einen positiven Effekt auf die Beschaffenheit Ihrer Gesichtshaut haben.

Frisch und fruchtig

Dieses belebende Gesichtswasser wirkt durch seinen frischen Duft gerade morgens so richtig anregend und eignet sich aufgrund seiner adstringierenden (zusammenziehenden) Wirkung ideal für junge und glänzende Haut, wobei es grundsätzlich für alle Hauttypen geeignet ist. Die verschiedenen Zitrusöle verleihen der Gesichtshaut ein klares, frisches Aussehen und sorgen für spürbares Wohlgefühl.

Das wird gebraucht
1 Esslöffel (10 ml) hochprozentigen Wodka
2 Tropfen Grapefruitöl
2 Tropfen Neroliöl
2 Tropfen Orangenöl
2 Tropfen Zitronenöl
2 Esslöffel (25 ml) Hamamelisextrakt (= Zaubernuss)
1 Tasse (250 ml) Orangenblütenwasser

So wird's gemacht

1. Den Wodka in eine saubere, trockene Glasflasche mit mindestens 300 ml Füllmenge gießen. Zur einfachen Anwendung empfiehlt es sich, eine Flasche mit Sprühaufsatz zu verwenden.

2. Zuerst die ätherischen Öle hinzufügen und die Mixtur kräftig durchschütteln, bis sich alle Öle im Alkohol gelöst haben.

3. Nun den Hamamelisextrakt dazugeben und erneut gut schütteln, dann das Orangenblütenwasser dazugießen und die Flasche so lange gründlich durchschütteln, bis sich alle Ingredienzien gut miteinander vermischt haben.

4. Voilà – das Gesichtswasser ist jetzt gebrauchsfertig. Das Fläschchen vor jedem Gebrauch kräftig schütteln, da sich die ätherischen Öle mit der Zeit an der Oberfläche absetzen.

Leicht und schnell – Gesichtspflegeprodukte für die tägliche Anwendung

Rosen-Geranium-Wasser

Die ausgleichende Wirkung der verwendeten ätherischen Öle macht dieses Gesichtswasser zu einem Pflegeprodukt, das sich für alle Hauttypen eignet, wobei das Rosenöl die ideale Pflege bei reiferer und zu Trockenheit neigender Haut ist. Das tiefe honigartige Aroma des Rosenblütenwassers und des Rosenöls vermischt sich mit dem frischen blumigen Duft der Rosengeranie zu einem angenehm duftenden, milden Gesichtswasser.

Das wird gebraucht
1 Esslöffel (10 ml) hochprozentigen Wodka
4 Tropfen Rosenöl
4 Tropfen Rosengeranienöl
2 Esslöffel (25 ml) Hamamelisextrakt (= Zaubernuss)
1 Tasse (250 ml) Rosenblütenwasser

So wird's gemacht

1 Den Wodka in eine saubere, trockene Glasflasche mit mindestens 300 ml Füllmenge gießen. Zur einfachen Anwendung empfiehlt es sich, eine Flasche mit Sprühaufsatz zu verwenden.

2 Zuerst die ätherischen Öle hinzufügen und die Mixtur kräftig durchschütteln, bis sich alle Öle im Alkohol gelöst haben.

3 Nun den Hamamelisextrakt dazugeben und erneut gut schütteln, dann das Rosenblütenwasser dazugießen und die Flasche so lange gründlich durchschütteln, bis sich alle Ingredienzien gut miteinander vermischt haben.

4 So, das Gesichtswasser ist jetzt gebrauchsfertig. Das Fläschchen vor jedem Gebrauch kräftig schütteln, da sich die ätherischen Öle mit der Zeit an der Oberfläche absetzen.

Neroli-Petitgrain-Gesichtswasser

Die frische, leicht holzige Note des Petitgrainöls harmoniert hervorragend mit dem süßlichen, zarten Neroliduft. Auch dieses Gesichtswasser eignet sich für alle Hauttypen, und empfiehlt sich aufgrund der sanften Wirkungsweise des Lindenblütenwassers insbesondere für trockene und empfindliche Haut. Die Mischung aus Palmarosa, Kamille und dem süßlich-honigartigen Lindenblütenduft verleiht diesem Tonikum ein ausgeglichenes Aroma.

Das wird gebraucht
1 Esslöffel (10 ml) hochprozentigen Wodka
2 Tropfen Neroliöl
2 Tropfen Petitgrainöl
2 Tropfen Kamillenöl
2 Tropfen Palmarosaöl
2 Esslöffel (25 ml) Hamamelisextrakt (= Zaubernuss)
1 Tasse (250 ml) Lindenblütenwasser

So wird's gemacht

1 Den Wodka in eine saubere, trockene Glasflasche mit mindestens 300 ml Füllmenge gießen. Zur einfachen Anwendung empfiehlt es sich, eine Flasche mit Sprühaufsatz zu verwenden.

2 Zuerst die ätherischen Öle hinzufügen und die Mixtur kräftig durchschütteln, bis sich alle Öle im Alkohol gelöst haben.

3 Nun den Hamamelisextrakt dazugeben und erneut gut schütteln, dann das Lindenblütenwasser dazugießen und die Flasche so lange gründlich durchschütteln, bis sich alle Ingredienzien gut miteinander vermischt haben.

4 Jetzt ist das Gesichtswasser gebrauchsfertig. Das Fläschchen vor jedem Gebrauch kräftig schütteln, da sich die ätherischen Öle mit der Zeit an der Oberfläche absetzen.

Wussten Sie, ... *dass ein paar Spritzer Gesichtswasser an heißen, sonnigen Tagen eine herrliche Abkühlung und Erfrischung für die Gesichtshaut bieten?*

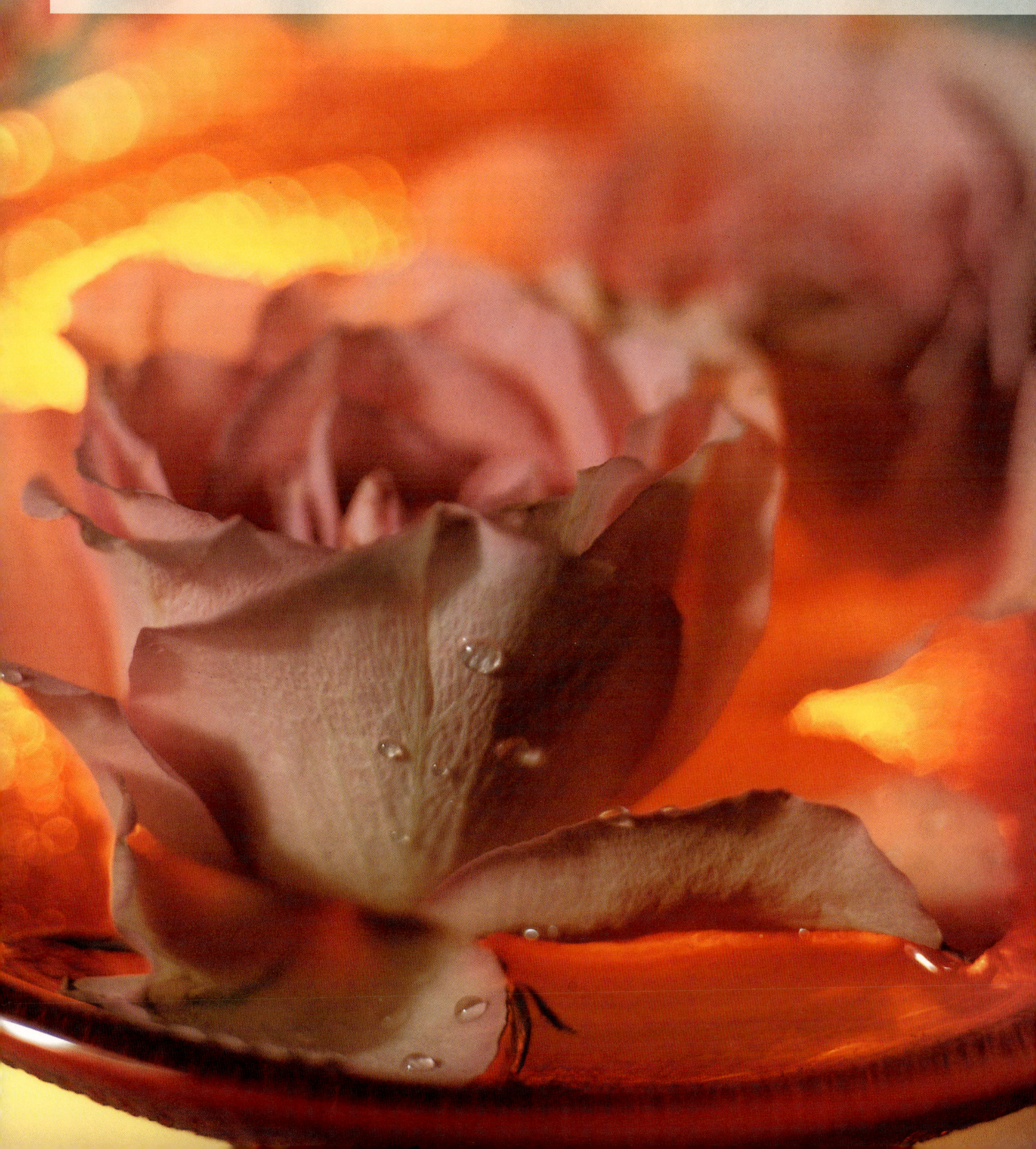

Wussten Sie, ... *dass die außergewöhnliche Wertschätzung von Sandelholzparfüm teils darauf beruht, dass der Duft des Sandelholzes sowohl Frauen als auch Männer gleichermaßen anspricht? Dem süßlich und leicht holzig duftenden Sandelholzparfüm wird eine aphrodisierende Wirkung nachgesagt, und seine Beliebtheit ist vielleicht gerade auf diese Eigenschaft zurückzuführen.*

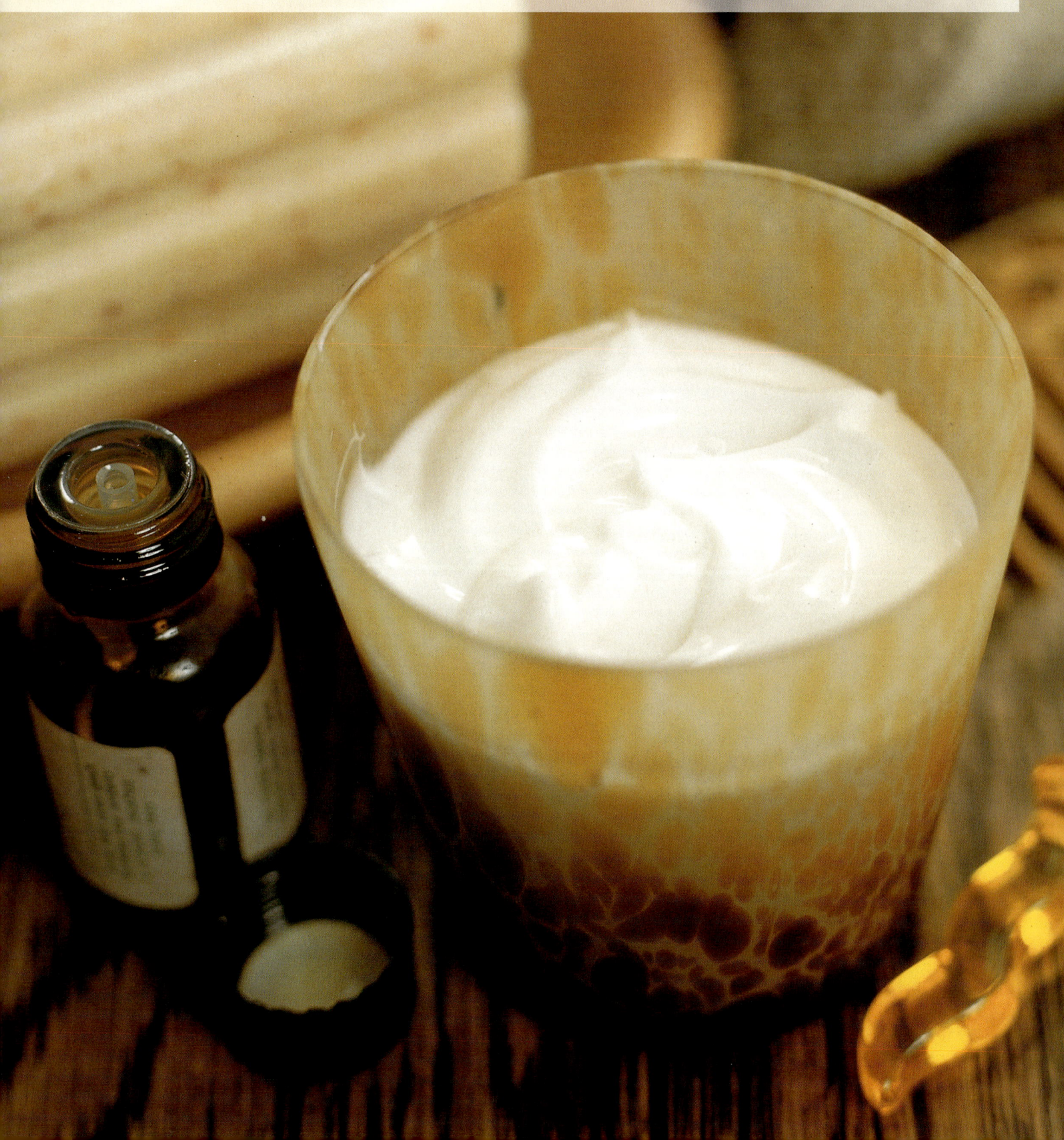

Feuchtigkeitscremes

Feuchtigkeitscremes und -fluids sind in vielerlei Hinsicht die wichtigsten Hautpflegeprodukte. Sie versorgen die Haut mit Feuchtigkeit, nähren und schützen sie und unterstützen sie auf diese Weise dabei, ihre vielfältigen Funktionen für den Körper zu erfüllen.

Sollten Sie je auf einer einsamen Insel festsitzen und nur ein einziges Hautpflegeprodukt dorthin mitnehmen dürfen, so sollte es sich dabei unbedingt um eine hochwertige Basis-Feuchtigkeitscreme handeln. Die hier angeführten Rezepturen lassen sich einfach und rasch umsetzen. Grundlage für die Rezepturen ist eine Basiscreme, die in speziellen Fachgeschäften erhältlich ist (siehe Seiten 124–125). Die meisten von diesen Geschäften haben in ihrem Sortiment mindestens zwei unterschiedliche Basiscremes – eine leichte und eine reichhaltigere. Auf diese Weise können Sie eine leichtere Tagescreme und eine etwas reichhaltigere Nachtcreme selbst herstellen. Achten Sie bei der Wahl der Creme darauf, welche Ihrem Hauttyp am ehesten entspricht, oder mischen Sie beide Basiscremes, um damit mehrere unterschiedliche Feuchtigkeitscremes herzustellen.

Kukuinuss-Sandelholz-Creme

Kukuinussöl weist einen besonders hohen Anteil an wertvollen ungesättigten Fettsäuren, wie Linol- und Linolensäure, auf, die für eine gesunde Haut unentbehrlich sind. Kukuinussöl zieht überdies rasch in die Haut ein und hilft auch bei Akne, Ekzemen und Schuppenflechte. Sandelholzöl wird häufig für die Herstellung von Hautpflegemitteln verwendet, ist für alle Hauttypen geeignet und bewährt sich durch seine leicht adstringierende Wirkung vor allem bei öliger Haut. Diese Creme ist außerdem für beiderlei Geschlecht geeignet und stellt somit die ideale Feuchtigkeitspflege für die ganze Familie dar.

Das wird gebraucht
2 Esslöffel (30 g) Basiscreme, je nach persönlicher Präferenz
1 Teelöffel (2 ml) Kukuinussöl
12 Tropfen Sandelholzöl

So wird's gemacht

1 Einen sauberen Glastiegel mit 50 bis 60 ml Füllmenge bis zur Hälfte mit der gewünschten Basiscreme befüllen.

2 Das Kukuinussöl mit einem Glasrührstab in die Creme einrühren, bis das Öl sich vollständig mit der Creme vermischt hat.

3 Nun vorsichtig tropfenweise das Sandelholzöl in die Mixtur einträufeln, gründlich umrühren und erneut darauf achten, dass sich Creme und Öl vollständig vermischen – fertig ist die selbst gemachte Feuchtigkeitscreme!

Ringelblumen-Neroli-Creme

Das Ringelblumenöl verleiht dieser Feuchtigkeitscreme wundheilende und entzündungshemmende Eigenschaften, beruhigt die Haut und macht sie zart und geschmeidig. Das Neroliöl sorgt für einen zart-süßlichen Duft und wirkt ebenfalls beruhigend bei zarter und empfindlicher Haut. Es fördert zudem die Zellregeneration der Haut, die nötig ist, um die Haut frisch und geschmeidig zu erhalten. Ganz generell entspannt Neroliöl und beruhigt die Nerven. Diese Feuchtigkeitscreme eignet sich insbesondere für zu Trockenheit tendierende, sensible oder rissige Haut sowie für Hauttypen, die zu Rötungen, Entzündungen oder Schuppenbildung neigen. Auch bei Problemen mit erweiterten Gefäßen („Besenreißer") ist diese Creme zu empfehlen.

Das wird gebraucht
2 Esslöffel (30 g) Basiscreme, je nach persönlicher Präferenz
1 Teelöffel (2 ml) Ringelblumenöl/Ringelblumenmazerat (Auszugsöl)
10 Tropfen Neroliöl

So wird's gemacht

1. Einen sauberen Glastiegel mit 50 bis 60 ml Füllmenge bis zur Hälfte mit der gewünschten Basiscreme befüllen.

2. Das Ringelblumenöl mit einem Glasrührstab in die Creme einrühren, bis das Öl sich vollständig mit der Creme vermischt hat.

3. Nun vorsichtig tropfenweise das Neroliöl in die Mixtur einträufeln, gründlich umrühren und erneut darauf achten, dass sich Creme und Öl vollständig vermischen – und fertig ist die selbst gemachte Feuchtigkeitscreme!

Rosen-Hagebutten-Rosenholz-Creme

Der herrliche Rosenduft verbindet sich mit dem holzig-blumigen Aroma des Rosenholzes zu einer zarten, femininen Note. Beide Öle eignen sich hervorragend für die Herstellung von Gesichtscremes. Hagebuttensamenöl zeichnet sich durch einen hohen Gehalt an Gamma-Linolensäure aus, die entzündungshemmend wirkt und eine ganze Reihe weiterer Hautprobleme günstig beeinflusst. Diese Creme eignet sich vor allem für trockene, empfindliche oder reife Haut, bietet aber generell eine ideale Feuchtigkeitspflege für alle Hauttypen.

Das wird gebraucht
2 Esslöffel (30 g) Basiscreme, je nach persönlicher Präferenz
1 Teelöffel (3 ml) Hagebuttensamenöl
4 Tropfen Rosenöl
7 Tropfen Rosenholzöl

So wird's gemacht

1. Einen sauberen Glastiegel mit 50 bis 60 ml Füllmenge bis zur Hälfte mit der gewünschten Basiscreme befüllen.

2. Das Hagebuttensamenöl mit einem Glasrührstab in die Creme einrühren, bis das Öl sich vollständig mit der Creme vermischt hat.

3. Nun vorsichtig tropfenweise das Rosen- sowie das Rosenholzöl in die Mixtur einträufeln, gründlich umrühren und erneut darauf achten, dass sich Creme und Öle vollständig vermischen – fertig ist die selbst gemachte Feuchtigkeitscreme!

Wussten Sie, ... *dass Neroliöl durch Wasserdampfdestillation aus den Blüten der Bitterorange gewonnen wird, die über Jahrhunderte in der Gegend rund um Sevilla angebaut wurde? Dieses betörend duftende ätherische Öl wurde nach einer italienischen Prinzessin benannt, die das Neroliöl zu ihrem Lieblingsduft auserkoren hatte.*

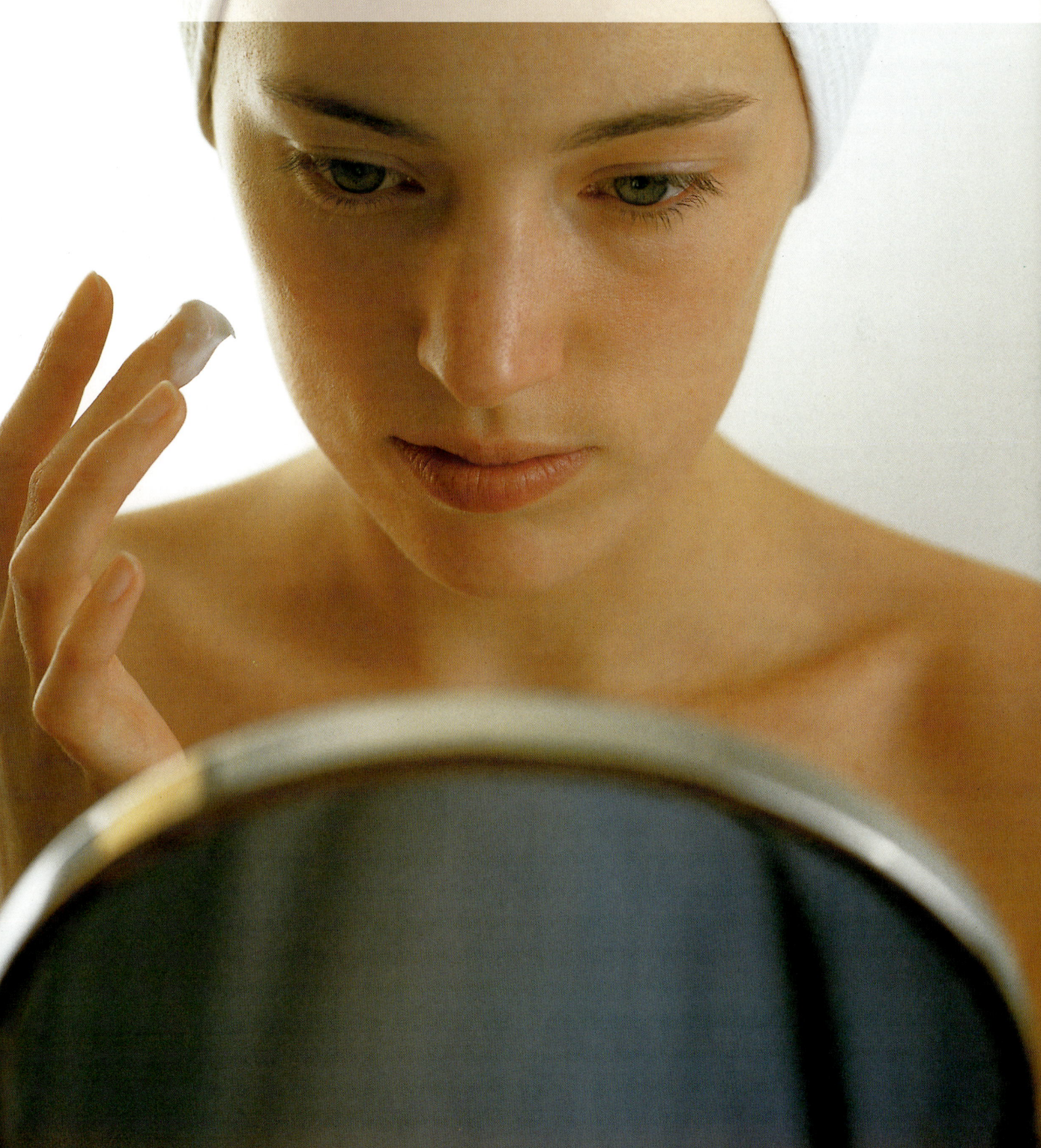

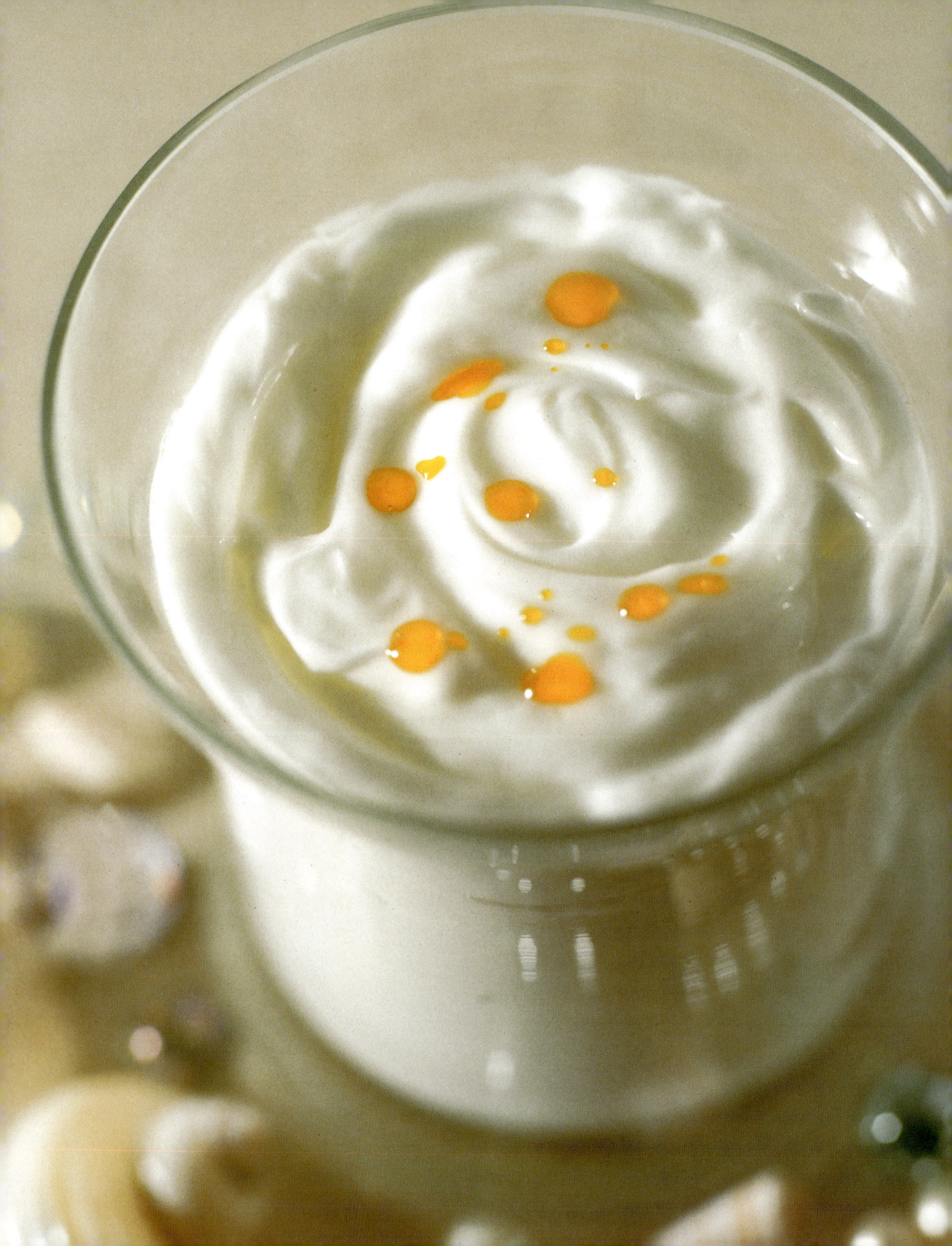

3 Cremes, Bodylotions und Lippenbalsam selber machen

„Da ätherische Öle sowohl fett- als auch alkohollöslich sind und Wasser ihren Duft gut aufnehmen kann, stellen sie die ideale Ingredienz für Kosmetika und Hautpflegeprodukte dar."
Julia Lawless, Autorin und Aromatherapeutin

Selbst gemachte Gesichtscremes

Hautpflegeprodukte selbst herzustellen, kann sich wirklich lohnen. Das Experimentieren mit der großen Bandbreite an heutzutage im Handel verfügbaren Cremes und Lotionen macht durchaus Spaß, kann jedoch zu einem sehr teuren Vergnügen werden. Hinzu kommt, dass man oft nicht mit allen der meist anorganischen und synthetisch hergestellten Ingredienzien handelsüblicher Cremes vertraut ist und daher im Falle des Auftretens einer allergischen Reaktion oder eines Hautausschlages nach Anwendung eines kommerziellen Pflegeproduktes auch nicht in der Lage ist festzustellen, welche Substanz dieses Problem verursacht hat. In einem derartigen Fall bleibt oft nur, den unter Umständen teuer erstandenen Cremetiegel zu entsorgen.

Völlige Gewissheit über jede einzelne Substanz, die in den Produkten enthalten ist, hat wohl nur derjenige, der seine Cremes, Lotionen und Balsame von Grund auf selber herstellt. So kann sichergestellt werden, dass ausnahmslos reine, natürliche pflanzliche Inhaltsstoffe und – wo immer möglich – Ingredienzien aus biologischem Anbau zum Einsatz kommen. Die Wahrscheinlichkeit, auf selbst hergestellte Gesichtscremes und Bodylotions allergisch zu reagieren, ist ungleich geringer als bei vielen handelsüblichen Hautpflegemitteln.

Mittels ihrer hautpflegenden und den ihnen innewohnenden heilenden Eigenschaften bereichern ätherische Öle Cremes und Lotionen. Überdies verleihen sie jedem Pflegemittel einen angenehmen, natürlichen Duft. Es bedarf nur weniger Grundregeln, um eine Vielzahl unterschiedlicher Hautpflegeprodukte für jeden einzelnen Hauttyp zu kreieren. Unterm Strich kommen diese qualitativ hochwertigen, natürlichen Hautcremes und Lotionen viel günstiger als ihre im Handel erhältlichen Konkurrentinnen.

Einen Wermutstropfen gibt es bei selbst gemachter Gesichtscreme allerdings schon: In der Kosmetikindustrie steht den Produzenten von Gesichtscremes eine Spezialausrüstung zur Verfügung, wie etwa eigene Geräte für die Emulgierung (= Vermischung) von Bestandteilen auf Wasserbasis und Bestandteilen auf Ölbasis. Das macht die handelsüblichen Gesichtscremes so leicht und fluffig und gewährleistet eine stabile Konsistenz der Creme. Bei selbst gemachten Cremes kann eine dauerhafte Vermischung nicht in diesem Ausmaß erreicht werden, was dazu führt, dass sie im Allgemeinen öliger werden als die im Handel erhältlichen Gesichtscremes. Das bedeutet jedoch nicht, das die eigenen Erzeugnisse ihre Wirkung schlechter entfalten, sondern lediglich, dass diese Cremes länger brauchen, um in die Haut einzuziehen – die ideale Pflege für zum Beispiel Gärtner/-innen und Handwerker/-innen, die oft mit trockener, rissiger Haut zu kämpfen haben und ihre wahre Freude an den reichhaltigen Handcremes haben werden.

Mein Tipp: Experimentieren Sie! Gerät eine Gesichts- oder Handcreme Ihrem Empfinden nach zu reichhaltig oder zieht nicht rasch genug in die Haut ein, vermengen Sie diese einfach mit Basiscreme – versuchen Sie es zuerst mit einem Mischungsverhältnis von 1:1 und tasten Sie sich in der Folge zu jenem Mischungsverhältnis vor, das der Creme die ideale Konsistenz für Ihre Haut verleiht. Mit etwas Experimentierfreudigkeit wird es Ihnen bald gelingen, eine ganze Reihe von natürlichen, herrlich duftenden Pflegecremes zusammenzustellen, die auf die Bedürfnisse Ihrer Haut genau abgestimmt sind.

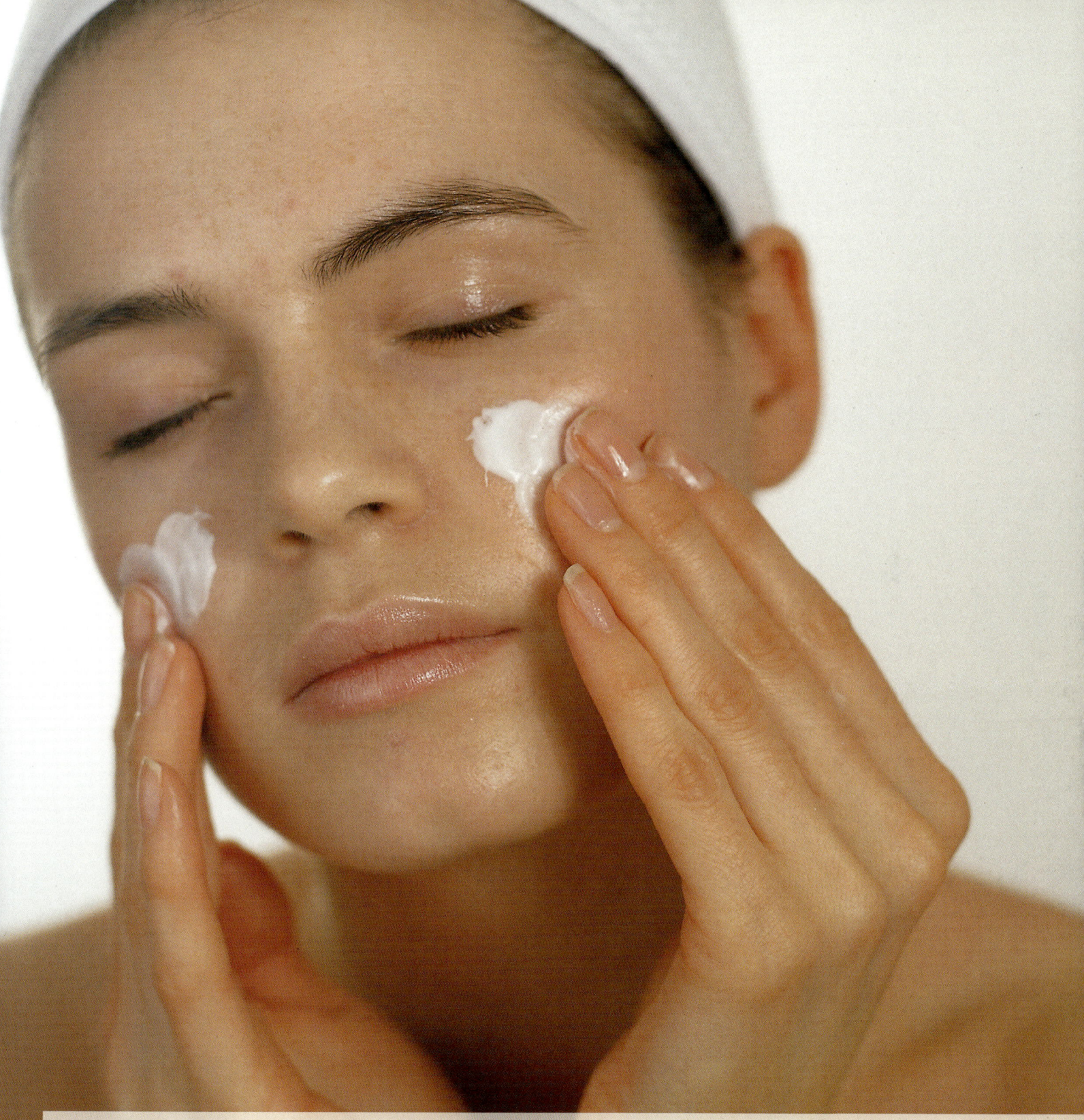

Tipp: Bei einigen Rezepturen in diesem Buch werden die Flüssigkeiten in Volumseinheiten, bei anderen in Gewichtseinheiten angegeben. Dies hat keinen Einfluss auf die Cremes, sondern hängt lediglich damit zusammen, in welcher Maßeinheit die Ingredienzien in den Originalrezepturen aufscheinen.

Tipp: *Jojobaöl enthält ungefähr viermal so viel Wachsester, wie im Talg unserer Haut enthalten ist. Jojobaöl wirkt nicht nur hautpflegend, sondern fördert auch die Selbstheilungsprozesse der Haut.*

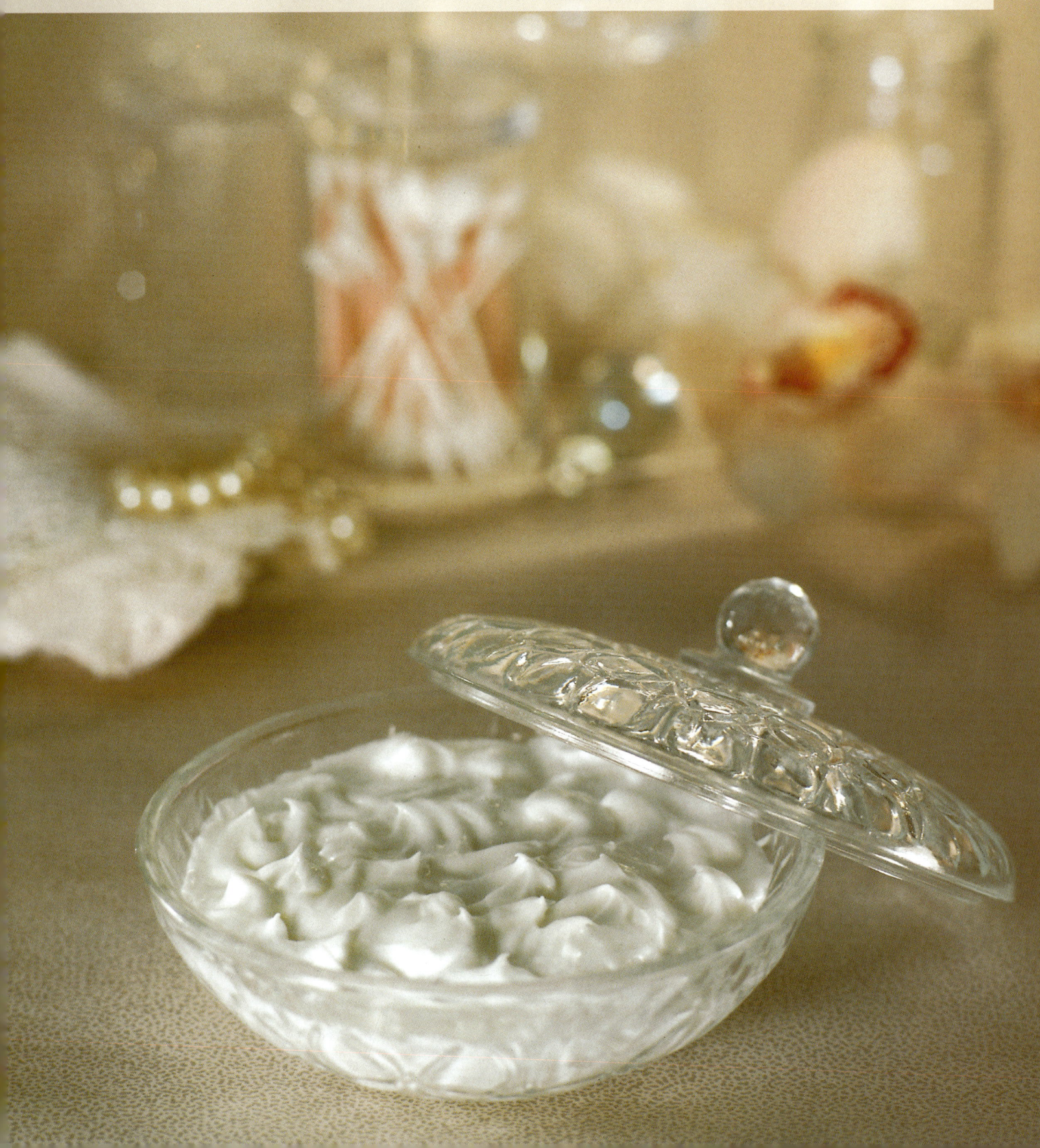

Cremes

Prinzipiell unterscheidet man zwei Arten von Gesichtscremes: Feuchtigkeitscremes und Gesichtsreinigungscremes. Viele der im Handel erhältlichen transparenten und ölfreien Gesichtsreiniger sorgen aufgrund ihres Alkoholgehalts zwar für eine optimale Reinigung der Haut, trocknen diese aber zugleich extrem aus und bringen die Talgproduktion aus dem Gleichgewicht, indem der gesamte Talg von der Haut entfernt wird. Diese aggressiven Reinigungspräparate werden vor allem für fettige oder zu Akne neigende Haut angepriesen, da sie die Entfernung lästigen, überschüssigen Fetts versprechen. Sie bieten aber nur eine vorübergehende Lösung und zerstören mit ihren aggressiven Substanzen den Schutzmantel der Haut. Cremereiniger sind viel sanfter zur Haut und sorgen ebenso für eine porentiefe Reinigung.

Feuchtigkeitspflegeprodukte werden stets auf Cremebasis hergestellt. Dabei werden jeweils die Bestandteile auf Fettbasis (= Fettphase, Anm. d. Ü.), wie Kakaobutter und Mandelöl, von den Bestandteilen auf Wasserbasis, wie zum Beispiel Rosen- und Orangenblütenwasser, getrennt erwärmt (= Wasserphase, Anm. d. Ü.). Dann wird das erhitzte Wasser unter ständigem Rühren vorsichtig in einem dünnen Strahl in die Fettschmelze gemischt.

Kakaobutter-Rosen-Creme

Diese reichhaltige Creme eignet sich insbesondere für trockene und reife Haut. Gegen Ende des Winters ist die Gesichtshaut meist stark von den negativen Auswirkungen der kalten Witterung und der trockenen Heizungsluft gezeichnet. Gerötete, schuppige Flecken und extreme Trockenheit sind keine Seltenheit. Die ätherischen Öle und die Basisöle, die in der folgenden Rezeptur zur Anwendung kommen, versprechen sanfte, lang anhaltende Pflege und geben Ihrer Haut die dringend benötigte Feuchtigkeit wieder.

Das wird gebraucht

- 1 Teelöffel (4 Gramm) gelbes Bienenwachs
- ½ Tasse (130 ml) Rosenwasser
- 1 Esslöffel (10 ml) Glyzerin
- ½ Esslöffel (20 Gramm) Kakaobutter
- 2 Esslöffel (35 ml) Mandelöl
- 1 Esslöffel (10 ml) Jojobaöl
- 15 Tropfen Rosenöl
- 15 Tropfen Weihrauchöl
- 5 Tropfen Kamillenöl

So wird's gemacht

1 Das Bienenwachs in eine Schüssel geben. Diese in ein heißes Wasserbad stellen und das Ganze auf dem Herd erwärmen.

2 Gleichzeitig in einer zweiten Schüssel Rosenwasser und Glyzerin erhitzen.

3 Sobald das Bienenwachs geschmolzen ist, die Kakaobutter hinzufügen und so lange rühren, bis sie ebenfalls geschmolzen ist. Danach unter ständigem, kräftigem Rühren das Mandel- und das Jojobaöl hinzufügen. Stets sicherstellen, dass alle Ingredienzien gut miteinander vermischt sind.

4 Sobald die Inhalte beider Schüsseln die gleiche Temperatur erreicht haben (sie sollen erhitzt sein, aber noch nicht köcheln!), das Rosenwasser und das Glyzerin unter ständigem Rühren vorsichtig in die Ölmixtur träufeln. In diesem Stadium kann es von Vorteil sein, einen Helfer oder eine Helferin zum Rühren zur Seite zu haben beziehungsweise sich eines elektrischen Rührstabes mit niedriger Rührgeschwindigkeit zu bedienen.

5 Haben sich das Rosenwasser und das Glyzerin gründlich mit den Ölen vermischt, kann die Mixtur vom Herd genommen und unter ständigem Rühren abgekühlt werden. Zum Schluss die ätherischen Öle beigeben, gut unterrühren und die fertige Creme in Glastiegel umfüllen. Den Verschluss erst aufschrauben, wenn die Creme vollständig erkaltet ist. Etikett anbringen, und schon ist die Creme gebrauchsfertig!

Neroli-Petitgrain-Cremereiniger

In diesem Gesichtsreiniger verbinden sich die nährenden Wirkstoffe des Avocado- und des Weizenkeimöls. Avocadoöl macht die Haut weich und geschmeidig, wirkt heilend und unterstützt die Zellregeneration. Es ist reich an den von der Haut benötigten Vitaminen A, D und E. Weizenkeimöl enthält Carotinoide und pflanzliches Lecithin, die dem Feuchtigkeitsverlust der Haut entgegenwirken. Der zarte Duft dieses Öls hat eine blumige Note.

Das wird gebraucht

18 Gramm gelbes Bienenwachs
4 Esslöffel (60 ml) Orangenblütenwasser
4 Esslöffel (60 ml) Avocadoöl
2 Esslöffel (30 ml) Weizenkeimöl
5 Tropfen Neroliöl
6 Tropfen Petitgrainöl

So wird's gemacht

1. Das Bienenwachs in eine Schüssel geben. Diese in ein heißes Wasserbad stellen und das Ganze auf dem Herd erwärmen.

2. Gleichzeitig in einer zweiten, kleinen Schüssel das Orangenblütenöl erhitzen.

3. Sobald das Bienenwachs geschmolzen ist, unter ständigem, kräftigem Rühren das Avocado- und das Weizenkeimöl hinzufügen. Stets sicherstellen, dass alle Ingredienzien gut miteinander vermischt sind.

4. Sobald die Inhalte beider Schüsseln die gleiche Temperatur erreicht haben (sie sollen erhitzt sein, aber noch nicht köcheln!), das Orangenblütenwasser unter ständigem Rühren tropfenweise vorsichtig in die Ölmixtur träufeln. In diesem Stadium kann es von Vorteil sein, einen Helfer oder eine Helferin zum Rühren zur Seite zu haben beziehungsweise sich eines elektrischen Rührstabes mit niedriger Rührgeschwindigkeit zu bedienen.

5. Hat sich das Orangenblütenwasser gründlich mit den Ölen vermischt, kann die Mixtur vom Herd genommen und unter ständigem Rühren abgekühlt werden. Zum Schluss die ätherischen Öle dazugeben, gut unterrühren und die fertige Creme in Glastiegel umfüllen. Den Verschluss erst aufschrauben, wenn die Creme vollständig erkaltet ist. Ein Etikett anbringen, und schon ist die Creme gebrauchsfertig!

Mandelöl-Hagebuttensamen-Creme

Das aus der chilenischen Wildheckenrose (Anm. d. Ü.) Rosa Mosqueta gewonnene Hagebuttensamenöl wird wegen seiner hautregenerierenden Eigenschaften äußerst geschätzt. Im Zusammenspiel mit Mandelöl lässt sich eine nährende Gesichtscreme für alle Hauttypen kreieren. Neroliöl, Lavendel und ein Hauch von Ylang-Ylang verleihen der Creme eine angenehm feine Duftnote.

Das wird gebraucht

1 ½ Teelöffel (5 Gramm) gelbes Bienenwachs
1 Esslöffel (15 Gramm) Rosenwasser
2 Esslöffel (30 Gramm) Mandelöl
2 Teelöffel (10 Gramm) Hagebuttensamenöl, vorzugsweise Rosa Mosqueta
2 Vitamin-E-Kapseln
10 Tropfen Neroliöl
10 Tropfen Lavendelöl
5 Tropfen Ylang-Ylang-Öl

So wird's gemacht

1. Das Bienenwachs in eine Schüssel geben. Diese in ein heißes Wasserbad stellen und das Ganze auf dem Herd erwärmen.

2. Gleichzeitig in einer zweiten Schüssel das Rosenwasser erhitzen.

3. Sobald das Bienenwachs geschmolzen ist, unter ständigem, kräftigem Rühren das Mandel- und das Hagebuttensamenöl hinzufügen. Stets sicherstellen, dass alle Ingredienzien gut miteinander vermischt sind. Die Vitamin-E-Kapseln mit einer Nadel aufstechen, den Inhalt herauspressen und unter die Ölmischung rühren.

4. Sobald die Inhalte beider Schüsseln die gleiche Temperatur erreicht haben (sie sollen erhitzt sein, aber noch nicht köcheln!), das Rosenwasser unter ständigem Rühren Tropfen für Tropfen vorsichtig in die Ölmixtur träufeln. In diesem Stadium kann es von Vorteil sein, einen Helfer oder eine Helferin zum Rühren zur Seite zu haben beziehungsweise sich eines elektrischen Rührstabes mit niedriger Rührgeschwindigkeit zu bedienen.

5. Hat sich das Rosenwasser gründlich mit den Ölen vermischt, kann die Mixtur vom Herd genommen und unter ständigem Rühren abgekühlt werden. Zum Schluss die ätherischen Öle beigeben, gut unterrühren und die fertige Creme in Glastiegel umfüllen. Den Verschluss erst aufschrauben, wenn die Creme vollständig erkaltet ist. Ein Etikett anbringen, und schon ist die Creme gebrauchsfertig!

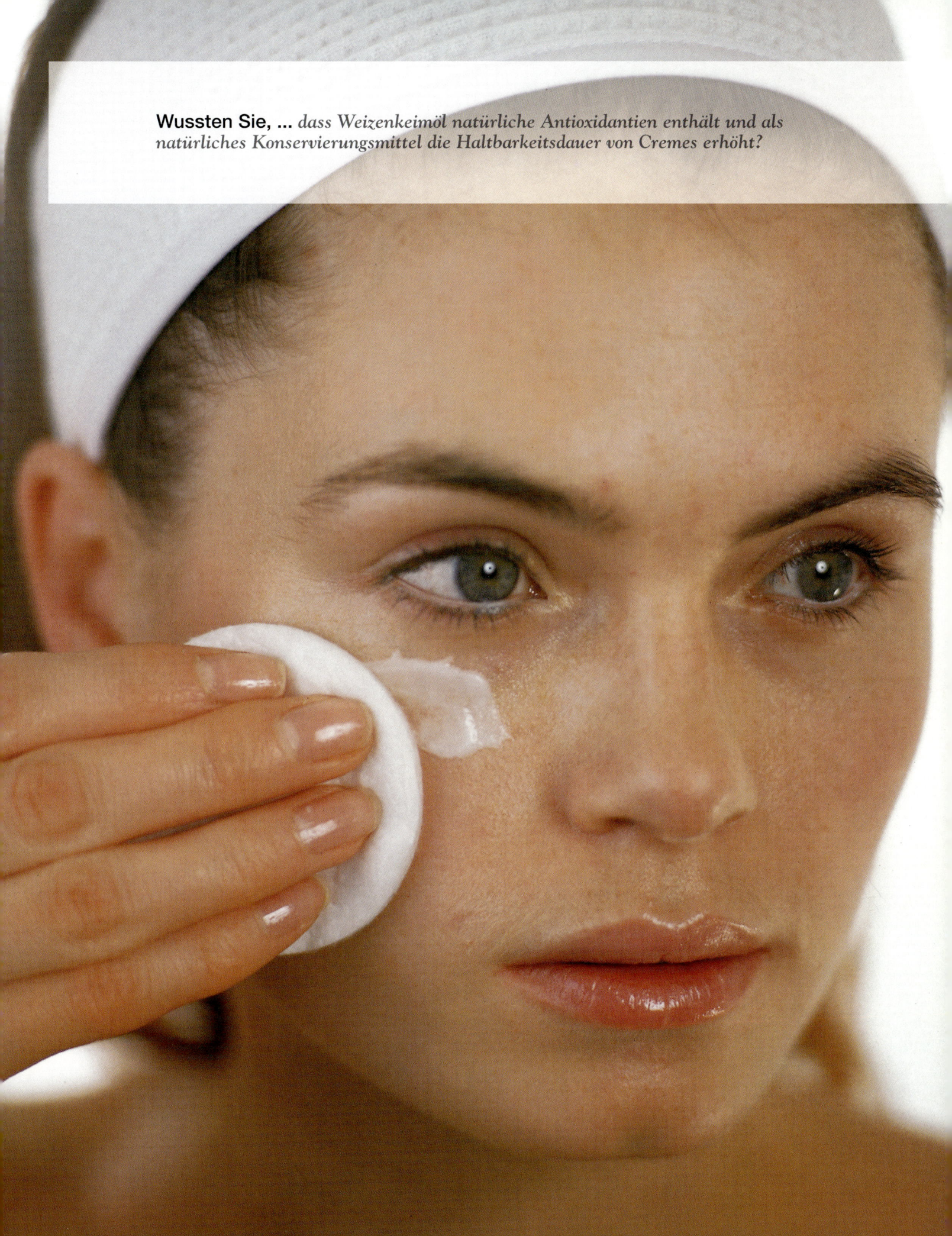

Wussten Sie, ... *dass Weizenkeimöl natürliche Antioxidantien enthält und als natürliches Konservierungsmittel die Haltbarkeitsdauer von Cremes erhöht?*

Wussten Sie, ... *dass Honig Feuchtigkeit spendet, die Haut beruhigt und über antibakterielle Eigenschaften verfügt?*

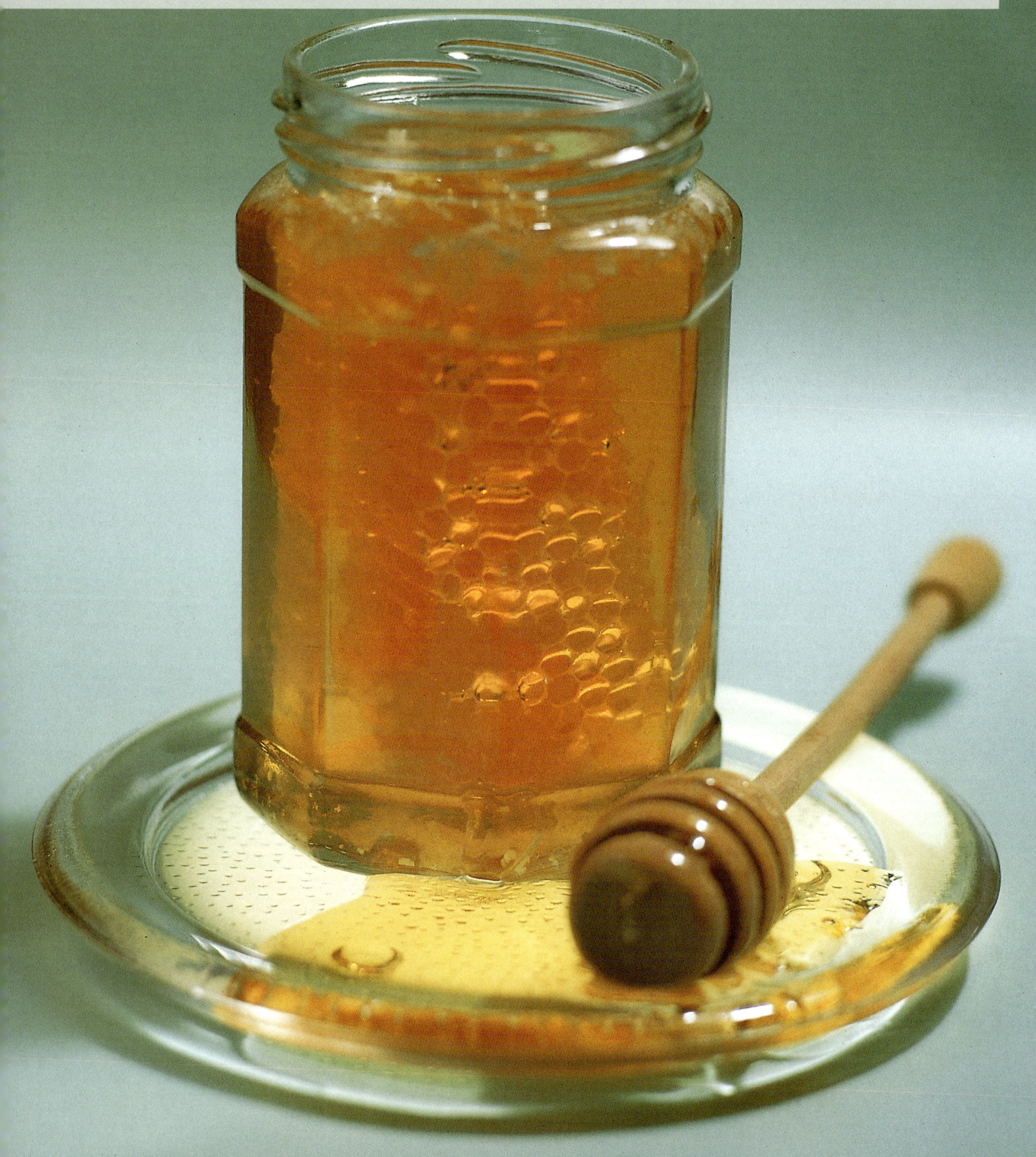

Honig-Sheabutter-Antifaltencreme

Seit Jahrhunderten wissen die Menschen in Zentralafrika um die hautpflegenden und heilenden Eigenschaften der auch als Karité-Butter bezeichneten Sheabutter. Sheabutter versorgt die Haut auf sanfte Weise mit lang anhaltender Feuchtigkeit und eignet sich besonders für empfindliche und trockene, zu Falten neigende Haut. Ergänzt durch die heilende Wirkung des Honigs ist diese Creme das ideale Pflegemittel, damit sich Ihre Haut beruhigt und wieder glatt und geschmeidig anfühlt.

Das wird gebraucht

- 2 Teelöffel (7 Gramm) gelbes Bienenwachs
- 3 Teelöffel (15 ml) Lindenblütenwasser
- 1 Teelöffel (5 ml) Honig
- 3 Teelöffel (15 Gramm) Sheabutter
- 3 Teelöffel (15 ml) Mandelöl
- 2 Teelöffel (10 ml) Weizenkeimöl
- 2 Tropfen Myrrheöl
- 3 Tropfen Jasminöl

So wird's gemacht

1. Das Bienenwachs in eine Schüssel geben. Diese in ein heißes Wasserbad stellen und das Ganze auf dem Herd erwärmen.

2. Gleichzeitig in einer zweiten Schüssel das Lindenblütenwasser und den Honig erhitzen.

3. Sobald das Bienenwachs geschmolzen ist, die Sheabutter hinzufügen und so lange rühren, bis diese ebenfalls geschmolzen ist. Nun unter ständigem, kräftigem Rühren das Mandel- und das Weizenkeimöl hinzufügen. Stets sicherstellen, dass alle Ingredienzien gut miteinander vermischt sind.

4. Sobald die Inhalte beider Schüsseln die gleiche Temperatur erreicht haben (sie sollen erhitzt sein, aber noch nicht köcheln!), das Lindenblütenwasser und den Honig unter ständigem Rühren tropfenweise vorsichtig in die Ölmixtur träufeln. In diesem Stadium kann es von Vorteil sein, einen Helfer oder eine Helferin zum Rühren zur Seite zu haben beziehungsweise sich eines elektrischen Rührstabes mit niedriger Rührgeschwindigkeit zu bedienen.

5. Haben sich Lindenblütenwasser und Honig gründlich mit den Ölen vermischt, kann die Mixtur vom Herd genommen und unter ständigem Rühren abgekühlt werden. Zum Schluss die ätherischen Öle beigeben, gut unterrühren und die fertige Creme in Glastiegel umfüllen. Den Verschluss erst aufschrauben, wenn die Creme vollständig erkaltet ist. Ein Etikett anbringen, und schon ist die Creme gebrauchsfertig!

Galen's Cold Cream

Die folgende Rezeptur basiert auf dem Originalrezept der Galen's Cold Cream, das vor knapp 2.000 Jahren erfunden wurde. Die Creme hat eine festere Konsistenz, die sich bei Berührung mit der warmen Haut löst, und eignet sich besonders zur Reinigung trockener und reiferer Haut. Der angenehme, luxuriöse Duft des Rosenöls macht die Cold Cream zu einem ganz besonderen Erlebnis.

Das wird gebraucht

- 2 Teelöffel (10 Gramm) gelbes Bienenwachs
- 2 Esslöffel (30 Gramm) Rosenwasser
- 3 Esslöffel (40 Gramm) Mandelöl
- 10 Tropfen Rosenöl

So wird's gemacht

1. Das Bienenwachs in eine Schüssel geben. Diese in ein heißes Wasserbad stellen und das Ganze auf dem Herd erwärmen.

2. Gleichzeitig in einer zweiten kleineren Schüssel das Rosenwasser erhitzen.

3. Sobald das Bienenwachs geschmolzen ist, unter ständigem, kräftigem Rühren das Mandelöl hinzufügen. Stets sicherstellen, dass alle Ingredienzien gut miteinander vermischt sind.

4. Sobald die Inhalte beider Schüsseln die gleiche Temperatur erreicht haben (sie sollen erhitzt sein, aber noch nicht köcheln!), das Rosenwasser unter ständigem Rühren tropfenweise vorsichtig in die Ölmixtur träufeln. In diesem Stadium kann es von Vorteil sein, einen Helfer oder eine Helferin zum Rühren zur Seite zu haben beziehungsweise sich eines elektrischen Rührstabes mit niedriger Rührgeschwindigkeit zu bedienen.

5. Hat sich das Rosenwasser gründlich mit den Ölen vermischt, kann die Mixtur vom Herd genommen und unter ständigem Rühren abgekühlt werden. Zum Schluss das ätherische Rosenöl beigeben, gut unterrühren und die fertige Creme in Glastiegel umfüllen. Den Verschluss erst aufschrauben, wenn die Creme vollständig erkaltet ist. Ein Etikett anbringen, und schon ist die Creme gebrauchsfertig!

Kokosnussöl-Handcreme

Diese Creme ist ganz einfach herzustellen, da weder Blütenwasser noch Bienenwachs benötigt werden. Da das Kokosnussöl bei Raumtemperatur eine feste Konsistenz hat, dickt die Creme rasch ein, weicht aber bei Berührung mit der warmen Haut rasch wieder auf. Zitronenöl verbreitet einen frischen Duft und sorgt dafür, dass matte Hände wieder Farbe bekommen. Das Lavendelöl verleiht der Handcreme zusätzlich eine erfrischende, blumige Note.

Das wird gebraucht
5 Esslöffel (75 Gramm) Kokosnussöl
1 ½ Esslöffel (25 Gramm) Mandelöl
10 Tropfen Zitronenöl
10 Tropfen Lavendelöl

So wird's gemacht

1. Das Kokosnussöl entweder in einem Simmertopf oder in einer Schüssel in einem heißen Wasserbad bei niedriger Stufe langsam erwärmen und zum Schmelzen bringen.

2. Nun unter ständigem Rühren vorsichtig das Mandelöl beimengen und darauf achten, dass sich die Öle gut vermischen.

3. Die Mixtur vom Herd nehmen, sodann die ätherischen Öle einträufeln und das Ganze nochmals gründlich durchrühren.

4. Die fertige Creme in Glastiegel umfüllen. Den Verschluss erst aufschrauben, wenn die Creme vollständig erkaltet ist. Ein Etikett anbringen, und schon ist die Creme gebrauchsfertig!

Geranium-Myrrhe-Handcreme

Auch diese Creme lässt sich einfach herstellen und eignet sich besonders für all diejenigen, die ihre Hände häufig bei Arbeiten an der frischen Luft beanspruchen. Bei mangelhafter Pflege kann die Haut an den Händen schnell trocken und spröde werden sowie raue und rissige Stellen aufweisen. Diese Handcreme zieht tief in die Haut ein und bindet die Feuchtigkeit in der Haut. Das Myrrheöl unterstützt den Heilungsprozess bei rissigen Stellen, kleinen Schnitten und Verletzungen der Haut.

Das wird gebraucht
2 Teelöffel (10 Gramm) gelbes Bienenwachs
4 Esslöffel (50 Gramm) Kakaobutter
3 Esslöffel (40 ml) Mandelöl
1 Teelöffel (5 ml) Ringelblumenöl
1 Teelöffel (5 ml) Glyzerin
10 Tropfen Myrrheöl
10 Tropfen Rosengeranienöl

So wird's gemacht

1. Das Bienenwachs in eine Schüssel geben. Diese in ein heißes Wasserbad stellen und das Ganze auf dem Herd erwärmen.

2. Sobald das Bienenwachs geschmolzen ist, die Kakaobutter hinzufügen und so lange rühren, bis sie ebenfalls geschmolzen ist. Dann unter ständigem Rühren das Mandelöl und das Ringelblumenöl beimengen und darauf achten, dass alle Ingredienzien gut miteinander vermischt sind.

3. Nun unter ständigem Rühren tröpfchenweise das Glyzerin hinzufügen.

4. Hat sich das Glyzerin gründlich mit den Ölen vermischt, kann die Mixtur vom Herd genommen und unter ständigem Rühren abgekühlt werden. Zum Schluss die ätherischen Öle beigeben, gut unterrühren und die fertige Creme in Glastiegel umfüllen. Den Verschluss erst aufschrauben, wenn die Creme vollständig erkaltet ist. Ein Etikett anbringen, und schon ist die Creme gebrauchsfertig!

Shampoo, Creme und Bodylotion

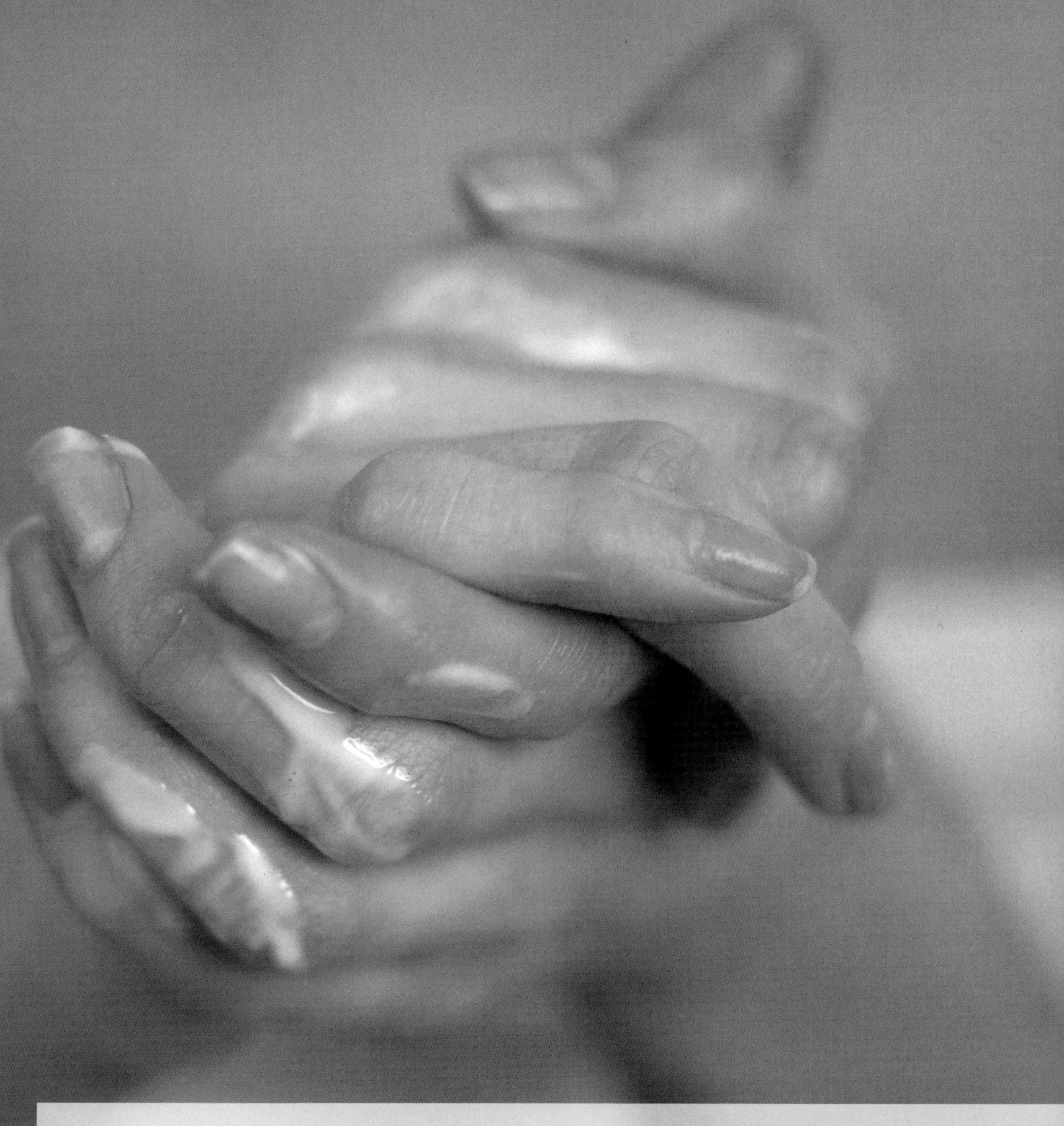

Tipp: *Die Kokosnussölhandcreme eignet sich auch hervorragend für die Fußpflege. Nach einem Peeling, bei dem abgestorbene Hautzellen und die Hornhaut an den Fußsohlen entfernt werden, ist diese Handcreme die ideale tiefenwirksame Feuchtigkeitsspenderin.*

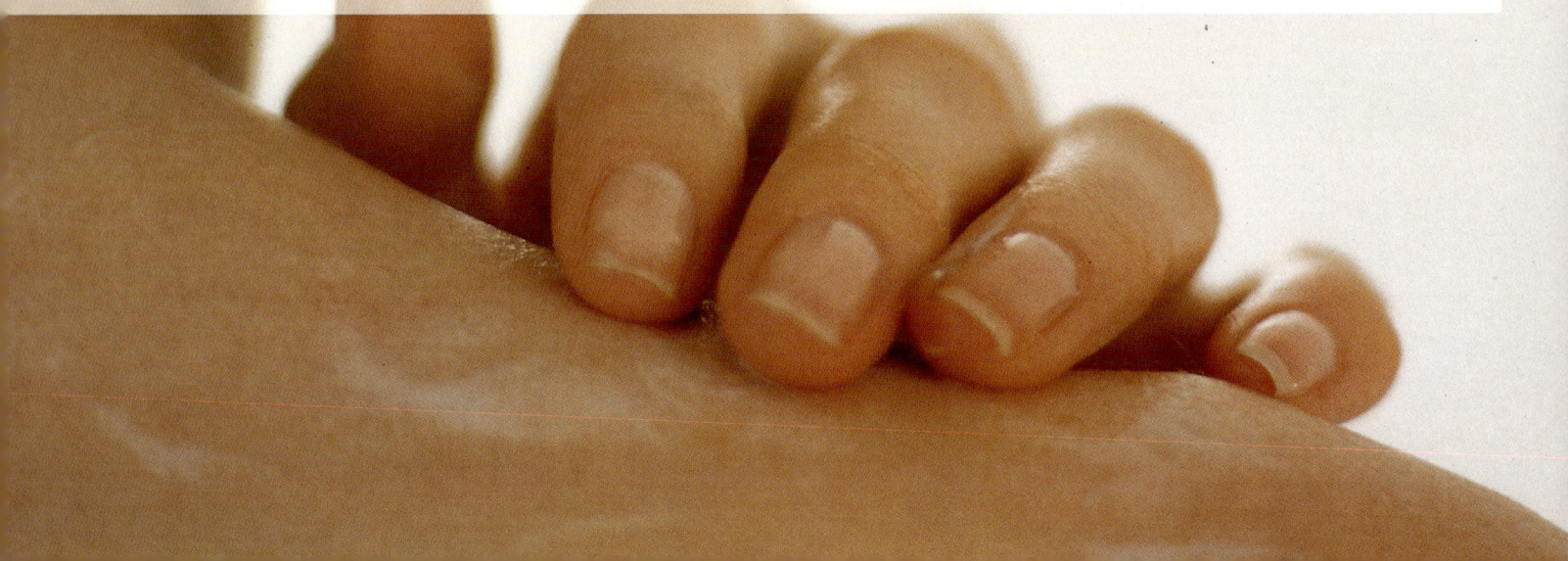

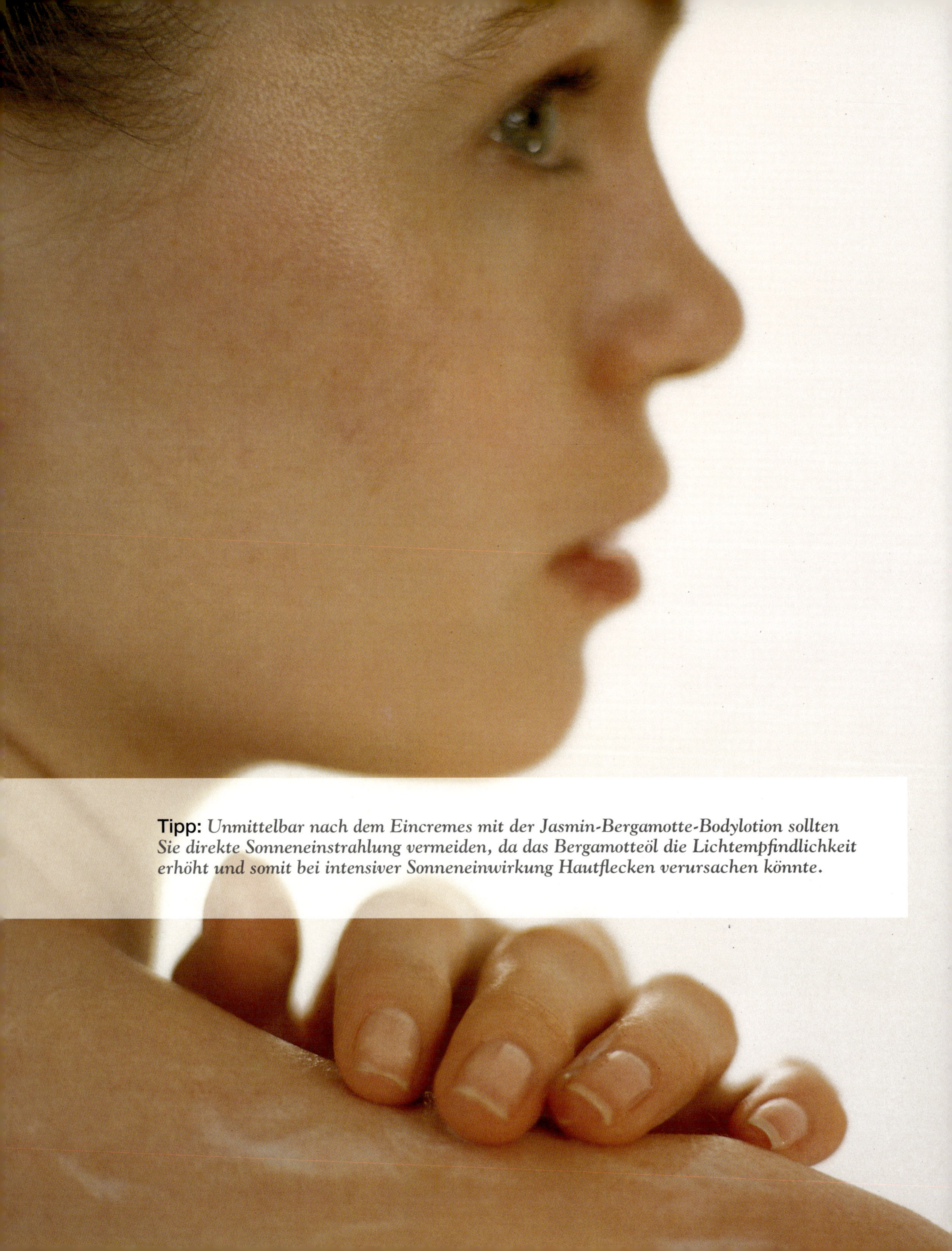

Tipp: *Unmittelbar nach dem Eincremes mit der Jasmin-Bergamotte-Bodylotion sollten Sie direkte Sonneneinstrahlung vermeiden, da das Bergamotteöl die Lichtempfindlichkeit erhöht und somit bei intensiver Sonneneinwirkung Hautflecken verursachen könnte.*

Lotions

Die Aufgabe von Bodylotions ist es, den Körper mit Feuchtigkeit zu versorgen. Einfach in der Anwendung, ziehen Lotionen rasch in die Haut ein und lassen sich auch leicht großflächiger verteilen, da sie dünnflüssiger sind als Cremes. Bodylotions leisten vor allem in den heißen Sommermonaten hervorragende Dienste, wenn die Haut durch die intensive Sonneneinstrahlung – vor allem beim Sonnenbaden – extrem austrocknet. Unsere Haut benötigt das ganze Jahr über entsprechende Feuchtigkeitspflege, und Bodylotions sind das geeignete Mittel dafür.

Für die folgenden Rezepturen können Sie entweder auf eine Basislotion zurückgreifen oder eine Ihrer selbst gemachten Gesichts- und Handcremes mit Blütenwasser verdünnen. Basislotionen können unverändert verwendet werden und sind einfach in der Handhabung. Sollten Sie es vorziehen, selbst gemachte Cremes zu nutzen, so füllen Sie eine passende Menge in einen kleinen Glastiegel, den Sie in ein Gefäß mit heißem Wasser stellen. Warten Sie nun ab, bis die Creme weich geworden beziehungsweise geschmolzen ist. Rühren Sie dann je nach gewünschter Konsistenz der Lotion ein Blütenwasser Ihrer Wahl ein. Kommen selbst gemachte Cremes zum Einsatz, muss nur die Hälfte der in den Rezepturen angegebenen Menge an Nährstoffen und ätherischen Ölen verwendet werden, da Ihre Cremes bereits eine gewisse Menge von diesen Substanzen enthalten.

Leichte Bodylotion mit Jasmin und Bergamotte

Diese blumig und belebend duftende Lotion ist die ideale Ganzkörperlotion für die Wintermonate. Sie zieht rasch in die Haut ein. Verwenden Sie dafür entweder eine leichte Basislotion oder verdünnen Sie etwas von der Mandelöl-Hagebuttensamen-Creme (siehe Seite 48) mit Orangenblütenwasser. Denken Sie in diesem Fall daran, lediglich die jeweils halbe Menge der in der Rezeptur angeführten Ingredienzien zu verwenden. Die Hafermilch spendet auf sanfte und natürliche Weise Feuchtigkeit und zieht schnell in die Haut ein.

Das wird gebraucht
6 ½ Esslöffel (100 ml) leichte Basislotion
1 Teelöffel (5 ml) Kornblumenwasser
4 Esslöffel (50 ml) Hafermilch
15 Tropfen Jasminöl
5 Tropfen Petitgrainöl
10 Tropfen Bergamotteöl

So wird's gemacht

1. Die Basislotion in ein 200- bis 250-Milliliter-Glasfläschchen füllen.

2. Das Kornblumenwasser in die Flasche gießen, das Fläschchen verschließen und kräftig durchschütteln, bis sich die beiden Substanzen gründlich vermischt haben. Nun die Hafermilch dazufügen und das Ganze erneut gut durchschütteln.

3. Jetzt Tropfen für Tropfen vorsichtig die ätherischen Öle einträufeln und die fertige Mixtur ein letztes Mal kräftig durchschütteln.

4. Zum Schluss das Fläschchen etikettieren, und fertig ist die Jasmin-Bergamotte-Bodylotion.

After-Sun-Bodylotion

Diese After-Sun-Lotion ist nicht nur die ideale Pflege nach dem Sonnenbad, sondern eignet sich auch generell für trockene und sensible Haut. Nach längerem Aufenthalt in der Sonne neigt unsere Haut dazu, jegliche Lotion besonders rasch aufzusaugen. Daher sollte diese Bodylotion sparsam aufgetragen werden, um die Haut nicht mit zu großen Mengen ätherischer Öle zu überreizen. Sollte Ihre Haut nach einmaligem Auftragen der After-Sun-Lotion noch nicht ausreichend Feuchtigkeit erhalten haben, cremen Sie sich danach einfach mit neutraler Basislotion ein, und warten Sie bis zum nächsten Tag mit einer neuerlichen Anwendung des After-Sun-Produkts.

Das wird gebraucht

- ¾ Tasse (150 ml) reichhaltige Basislotion
- 1 Teelöffel (5 ml) Rosenwasser
- 1 Teelöffel (5 ml) Karottensamenöl
- 10 Tropfen Kamillenöl
- 5 Tropfen Neroliöl
- 5 Tropfen Lavendelöl
- 5 Tropfen Sandelholzöl
- 5 Tropfen Weihrauchöl

So wird's gemacht

1. Die Basislotion in ein 200- bis 250-Milliliter-Glasfläschchen füllen.

2. Das Rosenwasser in die Flasche gießen, das Fläschchen verschließen und kräftig durchschütteln, bis sich die beiden Substanzen gründlich vermischt haben. Nun das Karottensamenöl dazufügen und das Ganze erneut gut durchschütteln.

3. Jetzt Tropfen für Tropfen vorsichtig die ätherischen Öle einträufeln und die fertige Mixtur ein letztes Mal kräftig durchschütteln.

4. Zum Schluss das Fläschchen etikettieren, und fertig ist die After-Sun-Bodylotion.

Gehaltvolle Avocadoöl-Bodylotion

Aus der Verbindung revitalisierender, kraftvoller ätherischer Öle mit einer reichhaltigen Basislotion und Avocadoöl entsteht diese luxuriöse und wirkungsvolle Bodylotion. Mit ihrem exotischen, verführerischen Duft ist sie nach dem abendlichen Bad genau das Richtige für die Einstimmung auf einen romantischen Abend zu zweit. Sie eignet sich für alle Hauttypen und pflegt besonders reife und trockene Haut optimal.

Das wird gebraucht

- ¾ Tasse (150 ml) reichhaltige Basislotion
- 1 Teelöffel Monoï-Öl
- 1 Teelöffel (5 ml) Rosenwasser
- 1 Teelöffel (5 ml) Avocadoöl
- 10 Tropfen Patchouliöl
- 5 Tropfen Neroliöl
- 5 Tropfen Rosenöl
- 5 Tropfen Vanilleöl
- 5 Tropfen Orangenöl

So wird's gemacht

1. Die Basislotion in ein 200- bis 250-Milliliter-Glasfläschchen füllen und dieses in einer Schüssel mit heißem Wasser erwärmen. Das noch feste Monoï-Öl in ein kleines mikrowellengeeignetes Gefäß geben und in der Mikrowelle zum Schmelzen bringen. Das geschmolzene Monoï-Öl in das Fläschchen dazugießen. Verschluss drauf und das Fläschchen gut schütteln.

2. Nun das Rosenwasser in die Flasche gießen, das Fläschchen erneut verschließen und kräftig durchschütteln, bis sich alle Substanzen gründlich vermischt haben. Nun das Avocadoöl beifügen und das Ganze erneut gut durchschütteln.

3. Jetzt Tropfen für Tropfen vorsichtig die ätherischen Öle einträufeln und die fertige Mixtur ein letztes Mal kräftig durchschütteln.

4. Zum Schluss das Fläschchen etikettieren, und schon ist die Avocado-Bodylotion gebrauchsfertig.

Wussten Sie, ... *dass Avocadoöl ein besonders nährendes Pflegeöl ist, das sich vor allem für trockene oder reife Haut eignet und der Faltenbildung vorbeugt?*

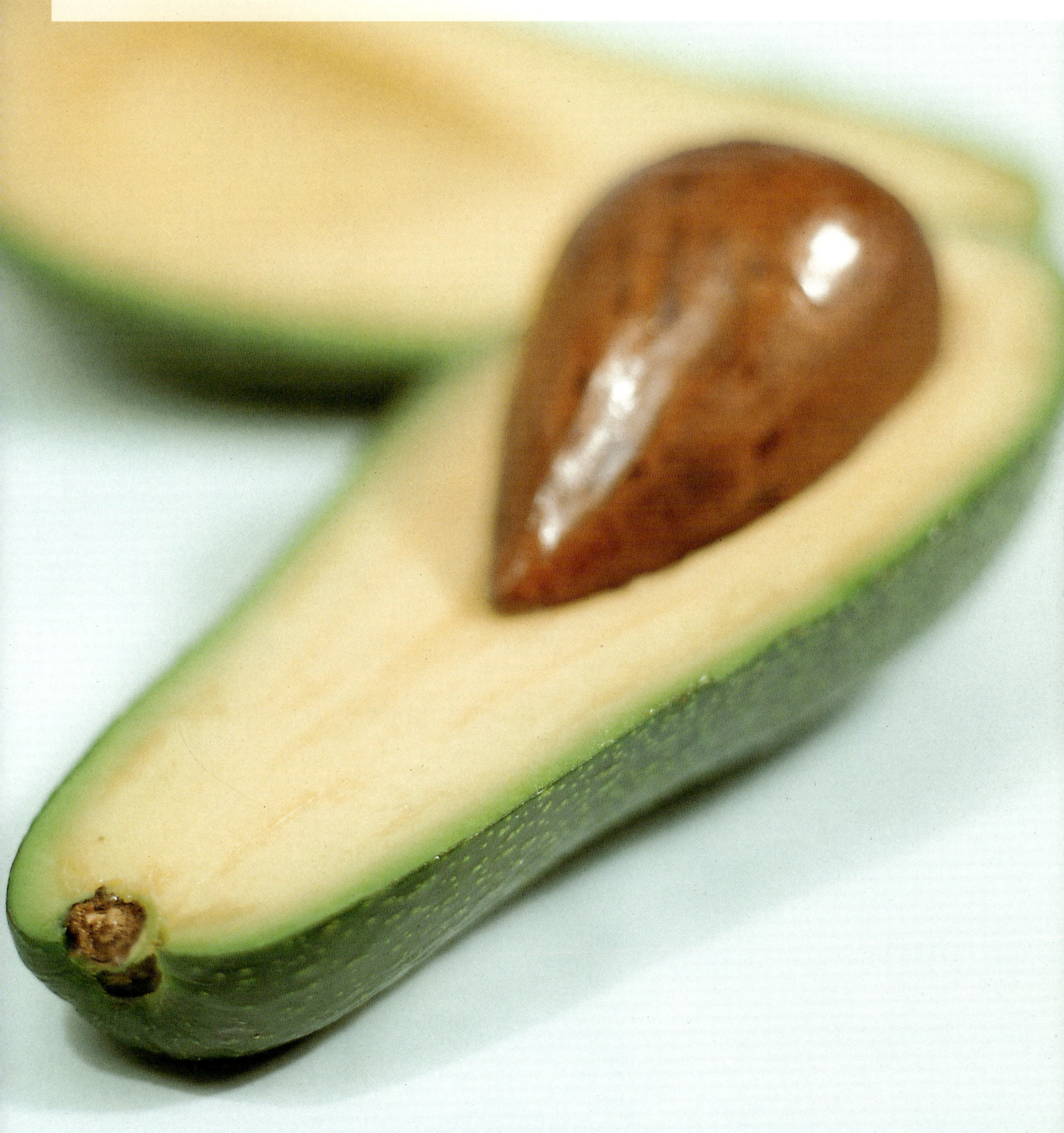

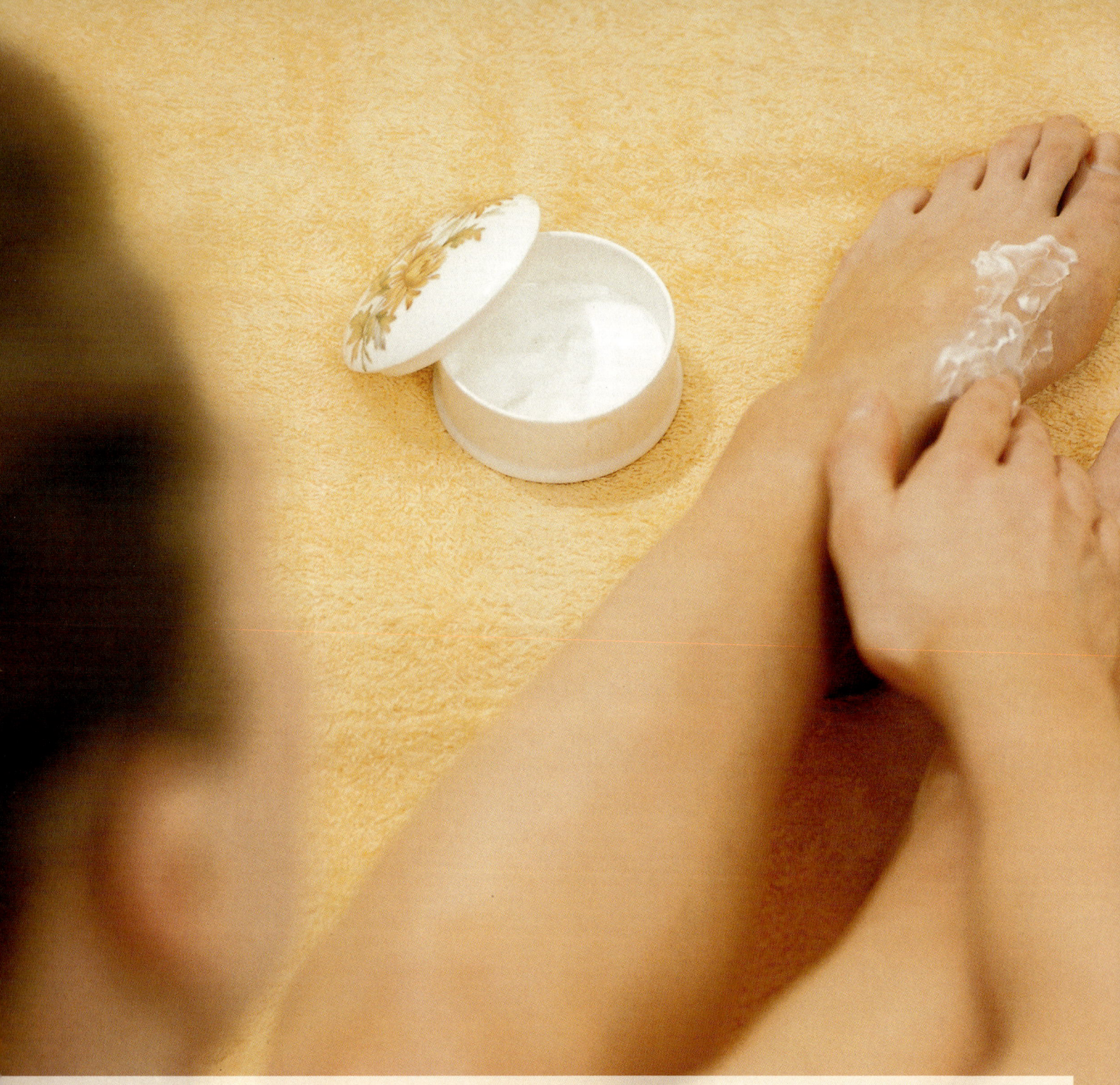

Tipp: Die hausgemachte Pfefferminzlotion belebt die Füße und lässt sie attraktiv und gepflegt erscheinen. Ihre Füße werden es Ihnen danken, wenn Sie diese Lotion einmal wöchentlich über einen Monat anwenden, bevor Sie in den Urlaub fahren.

Pfefferminz-Fußlotion

Unsere Füße leisten uns tagtäglich gute Dienste: sie tragen tagein und tagaus das gesamte Gewicht unseres Körpers und legen oft weite Strecken zurück. Diese anregende und erfrischende Fußlotion soll müde Füße beleben und verjüngen und sie für ihre harte Arbeit belohnen.
Starten Sie Ihr Verwöhnprogramm damit, dass Sie die Füße für zehn Minuten in einer Schüssel mit heißem Wasser einweichen. Rubbeln Sie dann die abgestorbenen Hautzellen ab, bevor Sie Ihre Füße mit der erfrischenden Pfefferminzlotion einreiben – Sie werden sehen, Ihre Füße werden sich himmlisch anfühlen!

Das wird gebraucht
¾ Tasse (150 ml) leichte Basislotion
1 Teelöffel (5 ml) Orangenblütenwasser
15 Tropfen Pfefferminzöl
5 Tropfen Zitronenöl
5 Tropfen Zypressenöl
5 Tropfen Wacholderöl

So wird's gemacht

1 Die Basislotion in ein 200- bis 250-Milliliter-Glasfläschchen füllen.

2 Das Orangenblütenwasser in die Flasche gießen, das Fläschchen verschließen und kräftig durchschütteln, bis sich die beiden Substanzen gründlich vermischt haben.

3 Jetzt Tropfen für Tropfen vorsichtig die ätherischen Öle einträufeln und die fertige Mixtur ein letztes Mal kräftig durchschütteln.

4 Nun das Fläschchen etikettieren, und schon können Sie die erfrischende Fußlotion genießen!

Lippenbalsam

Gerade in der kalten Jahreszeit ist die Verwendung von Lippenbalsam dringend anzuraten, da die Lippen im Winter sonst schnell rau und rissig werden. Auch wenn Lippenstift bis zu einem gewissen Grad Schutz vor negativen Witterungseinflüssen bietet, greifen viele Menschen doch bevorzugt zu Lippenbalsamen, da viele Balsame – im Gegensatz zu den meisten Lippenstiften – ohne den Einsatz tierischer Fette hergestellt werden. Außerdem pflegt Lippenbalsam die Lippen, ohne sie zu färben.

Selbst gemachte Lippenbalsame sind äußerst wirksam. Aus natürlichen, pflanzlichen Ölen, Bienenwachs und naturreinen ätherischen Ölen lassen sich nährende Lippenbalsame herstellen, die Ihre Lippen pflegen und vor der austrocknenden Wirkung kalter und windiger Witterung oder trockener Heizungsluft schützen.

Die Mengenangaben in den folgenden Rezepturen reichen aus, um fünf kleine 15-Gramm-Tiegelchen mit dem fertigen Balsam zu füllen. Anstelle der Glastiegelchen sehen auch kleine verzierte Keramikdosen sehr hübsch zum Aufbewahren des Balsams aus. Vermeiden Sie es, allzu große Gefäße zur Lagerung zu verwenden – der Balsam hält sich in kleineren Behältnissen besser.

Anissamen-Zitronen-Lippenbalsam

Dieser durchdringende, erfrischende Lippenbalsam hinterlässt einen frischen, sauberen Geschmack auf Ihren Lippen. Mandel- und Aprikosenkernöl sorgen sanft für Feuchtigkeit, und das Vitamin E wirkt regenerierend auf die empfindlichen Hautzellen der Lippen.

Das wird gebraucht

- 5 Tropfen gelbe Farbbasis (Herstellung siehe Schritt 1 der Rezeptur)
- 2 Esslöffel (30 ml) Ringelblumenöl
- 4 Esslöffel (50 ml) süßes Mandelöl
- 2 Esslöffel (25 ml) Aprikosenkernöl
- 1 Tropfen flüssiger Honig
- 1 Esslöffel (12 Gramm) Bienenwachsgranulat
- 2 Vitamin-E-Kapseln
- 2 Tropfen Anisöl
- 3 Tropfen Zitronenöl

So wird's gemacht

1. Für die gelbe Farbbasis einen Teelöffel gemahlene Gelbwurz (Kurkuma) mit einem Esslöffel Sonnenblumenöl in einer kleinen Tasse vermengen und im Wasserbad oder in der Mikrowelle so stark erhitzen, bis die Mixtur zu blubbern beginnt. Den Inhalt der Tasse jetzt in ein Pipettenfläschchen gießen.

2. Nun einen Simmertopf zur Hand nehmen, den Raum zwischen der Außen- und der Innenwand des Topfes bis zur Hälfte mit heißem Wasser füllen und dieses auf dem Herd langsam zum Simmern bringen. Sollten Sie keinen Simmertopf zur Verfügung haben, können Sie sich auch mit einem Wasserbad behelfen: dafür einen kleineren in einen größeren, mit etwas Wasser gefüllten Topf stellen und diesen auf kleiner Flamme erhitzen.

3. Nun die Basisöle in den Simmertopf gießen. Den Honig, das Bienenwachsgranulat und die Tropfen gelber Farbbasis hinzufügen und das Ganze vorsichtig umrühren, bis sich die Zutaten gut vermischt haben.

4. Während das Bienenwachs langsam schmilzt, die Vitamin-E-Kapseln mit einer Nadel aufstechen, den Inhalt herauspressen und der Mixtur beimengen.

5. Sobald das Bienenwachs vollständig geschmolzen ist, den Topf vom Herd nehmen, das Anisöl sowie das Zitronenöl in die Masse einträufeln und diese nochmals gründlich durchrühren.

6. Die Mixtur in kleine Glastiegelchen oder Keramikdöschen gießen und so lange warten, bis die Masse abgekühlt (in etwa nach einer halben Stunde) beziehungsweise fest geworden ist. Jetzt ist der Lippenbalsam gebrauchsfertig.

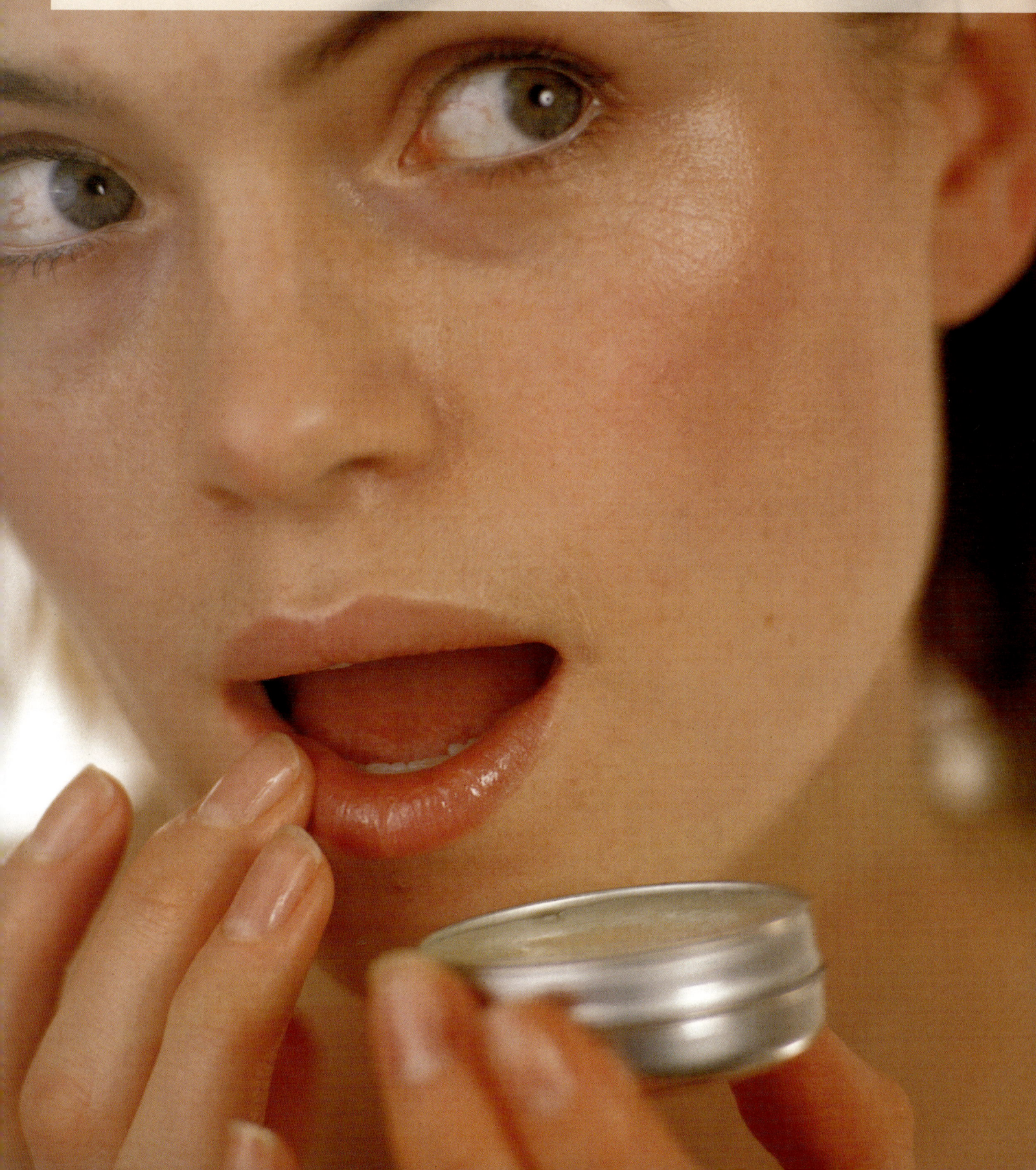

Tipp: *Die gelbe Farbbasis erinnert in ihrem Ton an Zitrone; als Alternative können Sie auch braune Farbbasis verwenden, um den Anisgehalt zu betonen, oder aber Sie entscheiden sich dafür, die Färbemittel zur Gänze wegzulassen.*

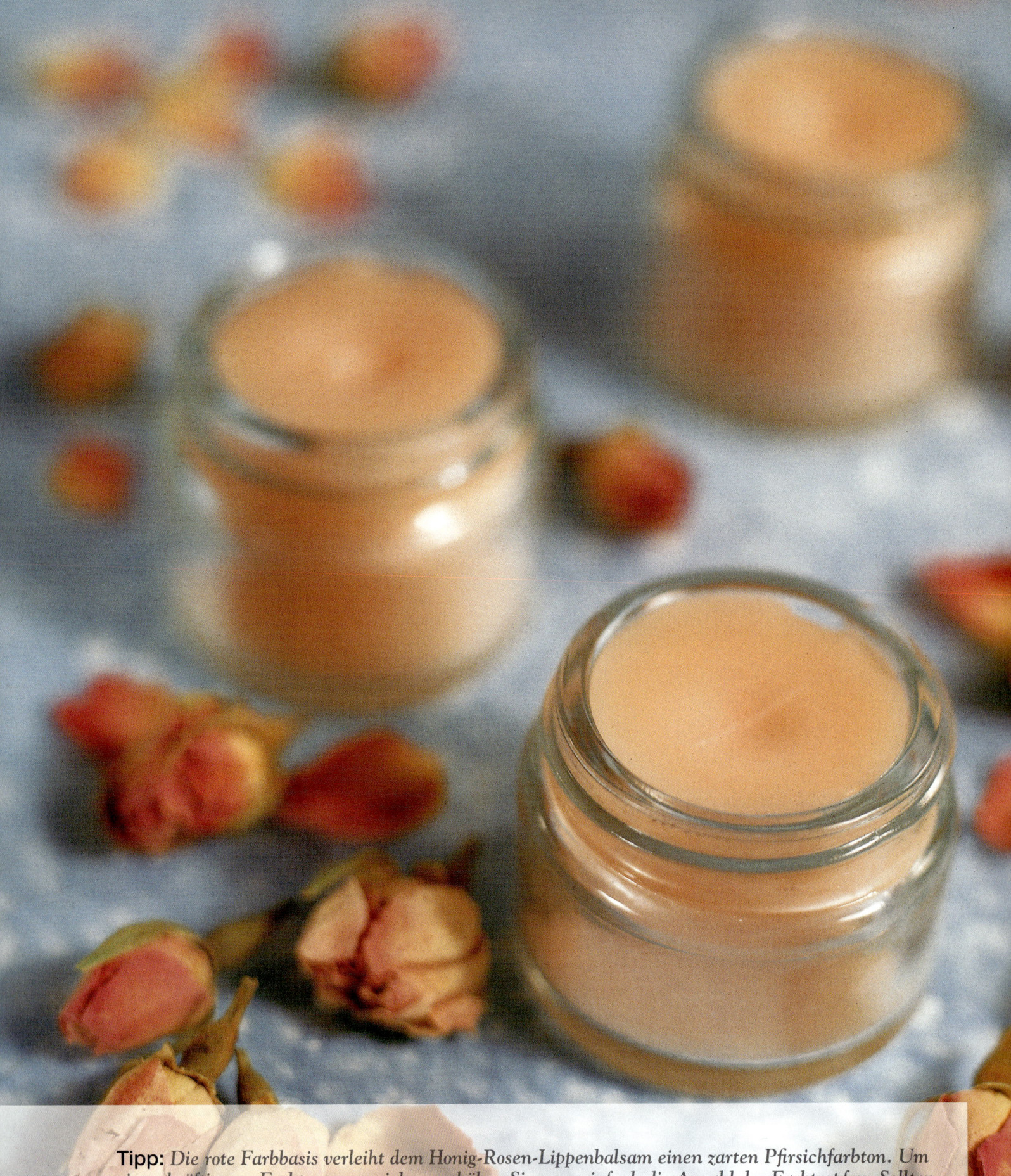

Tipp: Die rote Farbbasis verleiht dem Honig-Rosen-Lippenbalsam einen zarten Pfirsichfarbton. Um einen kräftigeren Farbton zu erreichen, erhöhen Sie ganz einfach die Anzahl der Farbtropfen. Sollten Sie farblose Lippenbalsame vorziehen, können Sie freilich vollständig auf die Farbtropfen verzichten.

Honig-Rosen-Lippenbalsam

Der zarte Rosenduft in Kombination mit dem süßlichen Honigaroma macht diesen Lippenbalsam zu einem wahrhaft geschmackvollen und luxuriösen Vergnügen. Während das Ringelblumenöl die Haut beruhigt und den Heilungsprozess bei aufgesprungenen und rauen Lippen unterstützt, macht das Hagebuttenöl die Lippen weich und geschmeidig.

Das wird gebraucht

- 5 Tropfen rote Farbbasis (Herstellung siehe Schritt 1 der Rezeptur)
- 1 Esslöffel (15 ml) Hagebuttensamenöl
- 1 Esslöffel (15 ml) Ringelblumenöl
- 5 Esslöffel (75 ml) süßes Mandelöl
- 1 Tropfen flüssiger Honig
- 1 Esslöffel (12 Gramm) Bienenwachsgranulat
- 2 Vitamin-E-Kapseln
- 5 Tropfen Rosenöl

So wird's gemacht

1. Für die rote Farbbasis einen Teelöffel Alkannin (gemahlene Alkanna-Wurzelrinde) mit einem Esslöffel Sonnenblumenöl in einer kleinen Tasse vermengen und im Wasserbad oder in der Mikrowelle so stark erhitzen, bis die Mixtur zu blubbern beginnt. Den Inhalt der Tasse jetzt in ein Pipettenfläschchen gießen.

2. Nun einen Simmertopf zur Hand nehmen, den Raum zwischen der Außen- und der Innenwand des Topfes bis zur Hälfte mit heißem Wasser füllen und dieses auf dem Herd langsam zum Simmern bringen. Sollten Sie keinen Simmertopf zur Verfügung haben, können Sie sich auch mit einem Wasserbad behelfen: dafür einen kleineren in einen größeren, mit etwas Wasser gefüllten Topf stellen und diesen auf kleiner Flamme erhitzen.

3. Nun die Basisöle in den Simmertopf gießen. Den Honig, das Bienenwachsgranulat und die Tropfen roter Farbbasis hinzufügen und das Ganze vorsichtig umrühren, bis sich die Zutaten gut vermischt haben.

4. Während das Bienenwachs langsam schmilzt, die Vitamin-E-Kapseln mit einer Nadel aufstechen, den Inhalt herauspressen und der Mixtur beimengen.

5. Sobald das Bienenwachs vollständig geschmolzen ist, den Topf vom Herd nehmen, das Rosenöl in die Masse einträufeln und diese nochmals gründlich durchrühren.

6. Die Mixtur in kleine Glastiegelchen oder Keramikdöschen gießen und so lange warten, bis die Masse abgekühlt (in etwa nach einer halben Stunde) beziehungsweise fest geworden ist. Jetzt ist der Lippenbalsam gebrauchsfertig.

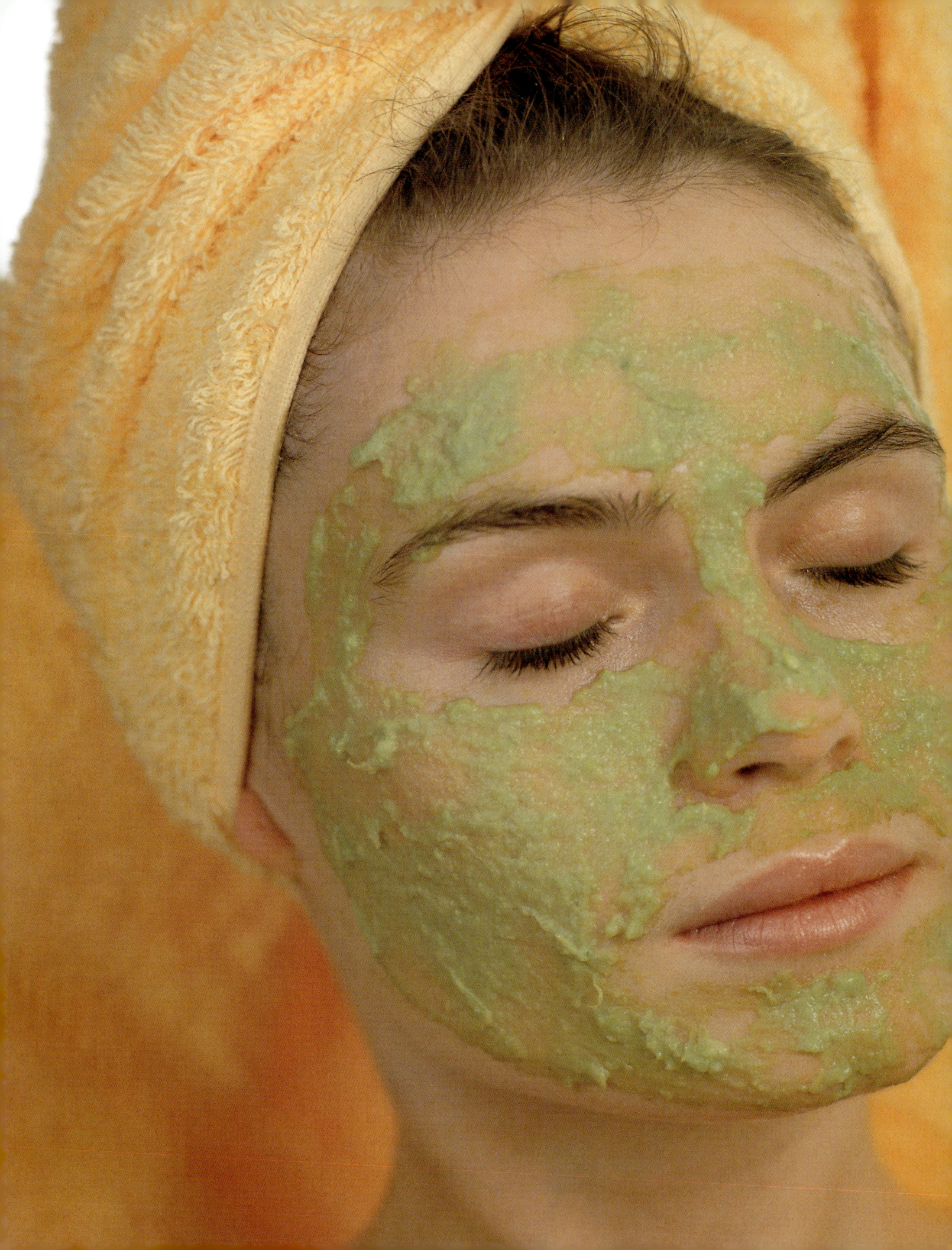

4 Gesichtsmasken & hautverjüngende Behandlungen

„Matte Haut, raue Hände und Ähnliches vermitteln keinen Vertrauen erweckenden Eindruck."

Patricia Davis, *Autorin und Aromatherapeutin*

Natürliche Schönheitsbehandlungen

Hautcremes und Lotionen versorgen die Haut mit Feuchtigkeit und sind neben Gesichtsreinigern und Gesichtswasser fixer Bestandteil der täglichen Hautpflege. Zusätzlich empfiehlt es sich, die Haut einmal wöchentlich oder monatlich mit einem besonderen Pflegeerlebnis zu verwöhnen und ihr mit verjüngenden Hautpackungen und anderen Spezialbehandlungen ein strahlendes Aussehen zu verleihen. Im folgenden Kapitel finden Sie Rezepturen für Gesichtsmasken, Peelings sowie Rezepturen zur Herstellung luxuriöser, verjüngender Bademilch.

Gesichtsmasken sind die Verjüngungspflege schlechthin. Sie werden auf Gesicht und Hals aufgetragen und sollen zehn bis fünfzehn Minuten einwirken. (Achten Sie dabei darauf, den Mund und die zarte Haut rund um die Augenpartie auszusparen!) Je nach Zusammensetzung erfüllen Gesichtsmasken unterschiedliche Zwecke – so wirken Gesichtsmasken mit Honig, Mandeln oder Avocado zum Beispiel nährend, anreichernd und feuchtigkeitsspendend.

Gesichtsmasken allein vermögen aber leider nicht, das Erscheinungsbild Ihrer Haut in jenes eines Models zu verwandeln. Daher ist es eine gute Idee, den Körper einen ganzen Tag lang sowohl von innen als auch von außen zu entgiften. Dazu eignet sich zum Beispiel ein Tag, an dem Sie nicht zur Arbeit müssen und der ihnen die Gelegenheit bietet, sich vollkommen zu entspannen und Ihren gesamten Organismus neu anzukurbeln. Vermeiden Sie an diesem Tag Koffein, Salz, Alkohol sowie chemische Zusatzstoffe in jeglicher Form und trinken Sie stattdessen große Mengen Kräutertee und natürliches Quellwasser. Essen Sie viel Obst – vor allem Melonen und Weintrauben unterstützen den Entgiftungsprozess im Körper. Zu Mittag sollten Sie sich eine einfache Gemüsesuppe und abends dann etwas braunen Reis mit gedämpftem Gemüse zubereiten.

Als Vorbereitung auf die Gesichtsmaske empfiehlt es sich, das Gesicht gründlich zu reinigen, mit einem Tonikum zu klären und es mit einer Gesichtsmassage zu verwöhnen. Dafür einen Teelöffel Mandelöl mit je einem Tropfen Rosenöl, Jasmin- und Neroliöl vermischen und sanft ins Gesicht und in den Hals einmassieren – dabei den Kontakt mit Augen und Mund vermeiden. Danach ein warmes, feuchtes Tuch über das Gesicht breiten und fünf Minuten in diesem Zustand verharren, bevor Sie die jeweilige Gesichtsmaske auftragen. Die Maske nach zehn bis fünfzehn Minuten mit warmem Wasser abspülen.

Die Haut profitiert von einem regelmäßigen Peeling. Daher finden Sie in diesem Buch auch ein Rezept für ein Ganzkörper-Peeling. Vor allem im Frühling ist diese Anwendung sehr empfehlenswert, da der Körper während der kalten Jahreszeit in dicken Kleidern stecken musste und die Witterung sowie die trockene Heizungsluft der Haut extrem zugesetzt haben. Regelmäßige Peeling-Behandlungen über das ganze Jahr hinweg erhalten die Haut in jedem Fall gesund und attraktiv.

Da die Haut an den Füßen dicker als am übrigen Körper ist, vertragen unsere Füße auch ein grobkörnigeres Peeling. Nehmen Sie zu diesem Zweck eine Handvoll Meersalz und reiben Sie Ihre Füße mit kräftigen, kreisförmigen Bewegungen mit dem Salz ein, wobei verhärtete Hautstellen besonders intensiv bearbeitet werden sollten. Nun das Meersalz mit warmem Wasser von den Füßen abwaschen und die Pfefferminz-Fußlotion oder auch die Kokosnussöl-Handcreme (siehe Seiten 59 und 52) auf die Füße auftragen. Alternativ können Sie einen Teelöffel Mandelöl mit ein paar Tropfen ätherischen Öls mischen, um sich mit dieser Mischung eine entspannende Fußmassage zu gönnen!

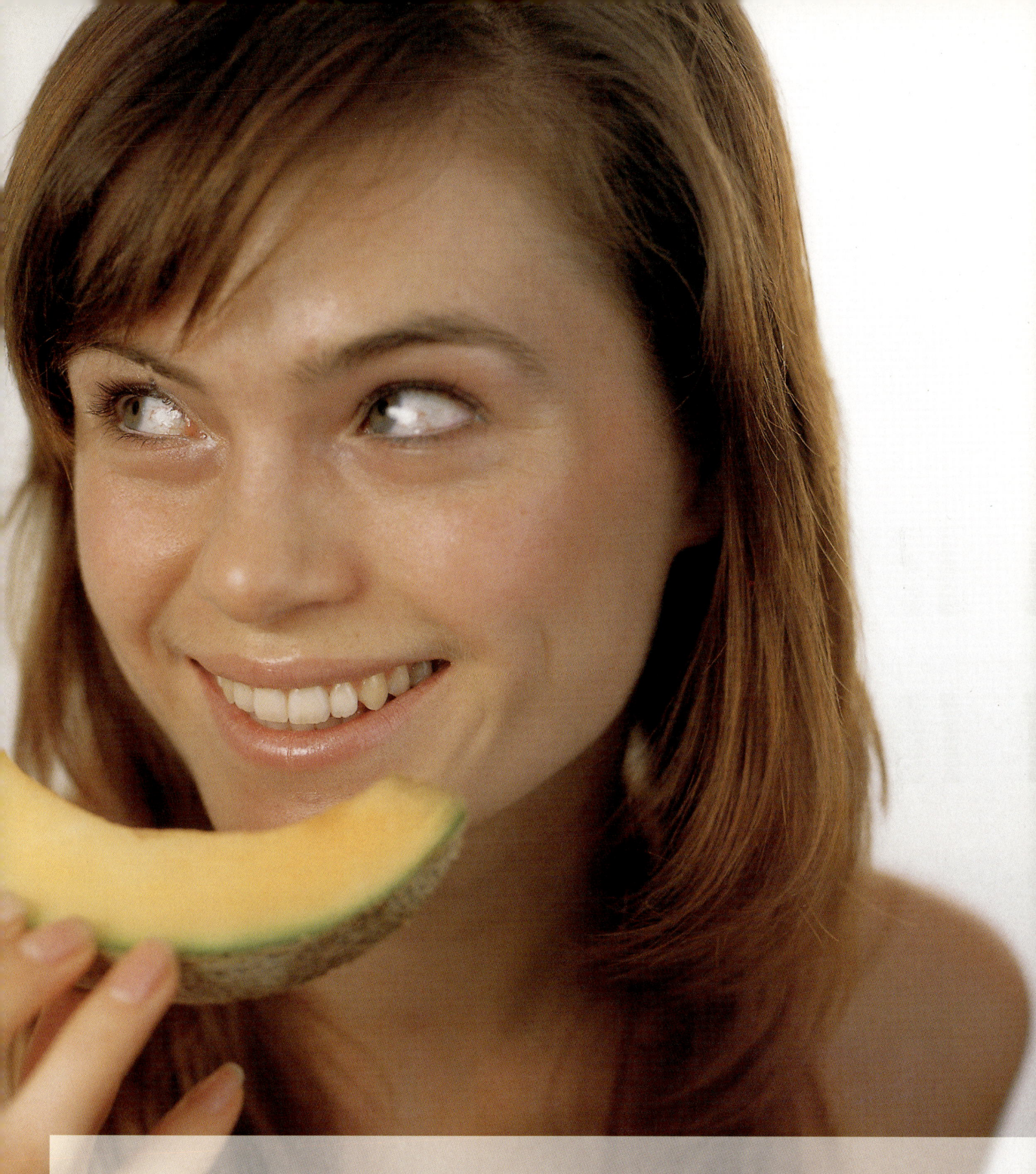

Tipp: *Während Gesichtsmasken der Haut von außen Nährstoffe zuführen, soll nicht vergessen werden, die Haut auch von innen heraus zu entgiften. Essen Sie zu diesem Zweck ausreichend frisches Bioobst, vor allem Melonen.*

Tipp: *Sollte Ihnen vom Maskenmachen noch etwas Avocado übriggeblieben sein, werfen Sie diese auf keinen Fall weg, sondern essen Sie sie! Die Avocado ist ein Geschenk der Natur und fördert unsere Gesundheit sowohl von innen als auch von außen.*

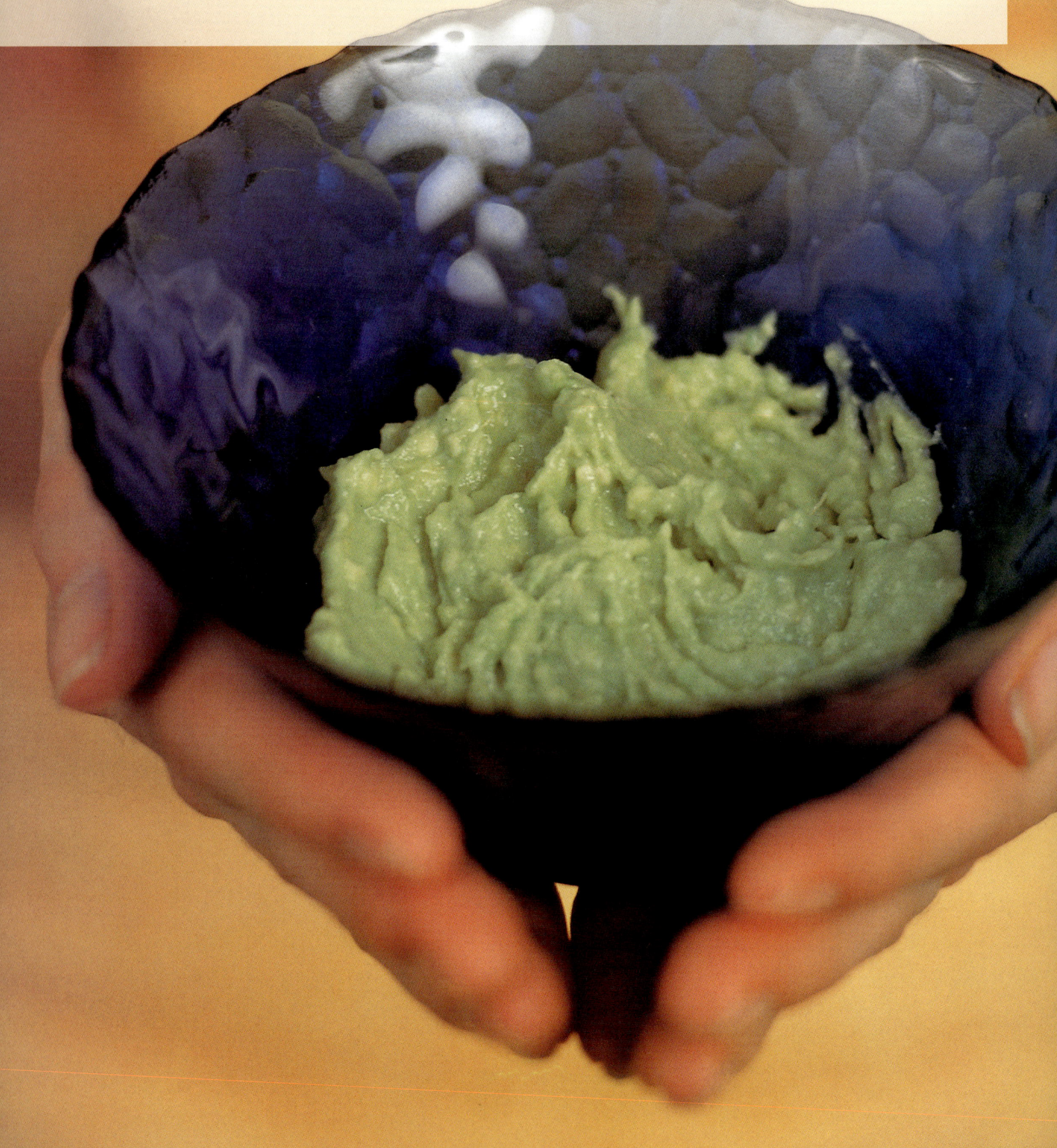

Gesichtsmasken

Im Folgenden finden Sie einige Rezepturen für die Herstellung von Gesichtsmasken, wie zum Beispiel eine Reinigungsmaske aus Grüner Tonerde mit Tiefenwirkung oder aber eine nährende Mandel-Honig-Gesichtsmaske. Nehmen Sie bei der Wahl der Gesichtsmaske darauf Bedacht, welcher Hauttyp Sie sind und in welchem Zustand sich Ihre Haut befindet. Ist Ihre Haut eher matt und bedarf einer gründlich klärenden Maske, oder fühlt sie sich eher müde und trocken an, so dass eine feuchtigkeitsspendende und nährende Gesichtspackung von Vorteil wäre?

Selbst gemachte Gesichtsmasken sind eine feine Sache, ihre Anwendung verursacht aber zumeist eine ziemliche Kleckserei. Sorgen Sie daher stets für eine ausreichende Anzahl von Handtüchern, wenn Sie zu Werke gehen. Überlegen Sie sich im Vorhinein einen geeigneten Platz, an dem Sie nach dem Auftragen der Maske einige Zeit lang entspannen, während die Maske ihre Wirkung entfaltet. Am besten machen Sie es sich liegend gemütlich, denn so kann verhindert werden, dass die Maske vom Gesicht rutscht. Um die Augen vor der Creme zu schützen und sie zugleich zu pflegen, empfiehlt es sich, Augenpads zu benutzen. Dafür entweder Wattepads in Rosenwasser tauchen oder gebrauchte, abgekühlte Kamillenteebeutel verwenden.

Nährende Avocado-Gesichtsmaske

Dies ist eine der einfachsten Gesichtsmasken überhaupt – besteht sie doch aus nur einer einzigen Zutat! Avocado wirkt ausgesprochen nährend auf unsere Haut und eignet sich hervorragend für reife, zu Faltenbildung neigende und trockene Haut, wenngleich sie generell für alle Hauttypen geeignet ist. Damit die Avocado ihre volle Wirkung entfalten kann, verwenden Sie ausschließlich reife, frische Avocados aus biologischem Anbau.

Das wird gebraucht
eine vollreife Bio-Avocado

So wird's gemacht

1 Die Avocado schälen und den Kern entfernen. Nun die Avocado in Stücke schneiden und in eine kleine Glasschale geben.

2 Die Avocado mit einer Gabel zerdrücken, bis ein cremiges Püree entsteht. Dabei darauf achten, dass sämtliche Avocadostückchen gut zerdrückt sind.

3 Sobald das Püree fertig ist, die Maske sofort auf das gereinigte Gesicht auftragen und zehn Minuten einwirken lassen.

4 Danach die Maske mit warmem Wasser abspülen und schließlich das Gesicht mit Gesichtswasser und einer Feuchtigkeitscreme nachbehandeln.

Honig-Mandel-Feuchtigkeitsmaske

Die Mischung aus Honig und gemahlenen Mandeln verleiht dieser Gesichtsmaske ein derart feines Aroma, dass man versucht ist, sich eine Kostprobe zu genehmigen. Auch wenn sie sich sehr klebrig anfühlt und das Abwaschen etwas Geduld erfordert, ist diese Gesichtsmaske eine wunderbare Kreation, und es macht sich bezahlt, sie auszuprobieren. Prinzipiell für alle Hauttypen geeignet, empfiehlt sich die Honig-Mandel-Maske speziell für reife, sensible oder trockene Haut.

Das wird gebraucht
1 großer Teelöffel Honig
1 Esslöffel gemahlene Mandeln
ausreichend warmes Wasser, um die Ingredienzien zu einer streichfähigen Paste zu vermengen

So wird's gemacht

1 Eine kleine Schüssel in heißes Wasser stellen und den Honig in der Schüssel zum Schmelzen bringen.

2 Die gemahlenen Mandeln in eine kleine Schüssel geben, den flüssigen Honig hinzufügen und alles gut vermengen. Beim Umrühren etwas Wasser beigeben, um die geeignete Konsistenz zu erreichen.

3 Die Maske unverzüglich auftragen und zehn bis fünfzehn Minuten einwirken lassen.

4 Danach die Maske mit warmem Wasser abspülen und das Gesicht zum Schluss mit Gesichtswasser und einer Feuchtigkeitscreme nachbehandeln.

Tiefenreinigende Joghurt-Hafermehl-Gesichtsmaske

Schon seit Jahrhunderten machen sich die Menschen die gesundheitsfördernden Eigenschaften des Joghurts zunutze. Bei der folgenden Rezeptur wird probiotisches Joghurt mit gemahlenem Hafermehl und ein wenig Honig zu einer Allzweck-Gesichtsmaske vermengt. Sie ist für alle Hauttypen geeignet und vereint klärende und hautverjüngende Wirkungen. Die ideale Gesichtsmaske für all diejenigen, die sich nicht sicher sind, für welche der Masken sie sich entscheiden sollen!

Das wird gebraucht
1 Esslöffel fein gemahlenes Hafermehl
1 Esslöffel probiotisches Joghurt
1 kleiner Teelöffel Honig

So wird's gemacht

1 Das Hafermehl in eine Schüssel geben. Das Joghurt hinzufügen und so lange verrühren, bis die Masse eine streichfähige Konsistenz hat.

2 Den Honig in einer kleinen Glasschüssel erwärmen, den geschmolzenen Honig in die Joghurt-Hafermehl-Mischung gießen und alle Ingredienzien gründlich durchrühren.

3 Die Joghurt-Hafermehl-Maske unverzüglich auf das gereinigte Gesicht auftragen und zehn bis fünfzehn Minuten einwirken lassen.

4 Danach die Maske mit warmem Wasser abspülen und das Gesicht zum Schluss mit Gesichtswasser und einer Feuchtigkeitscreme nachbehandeln.

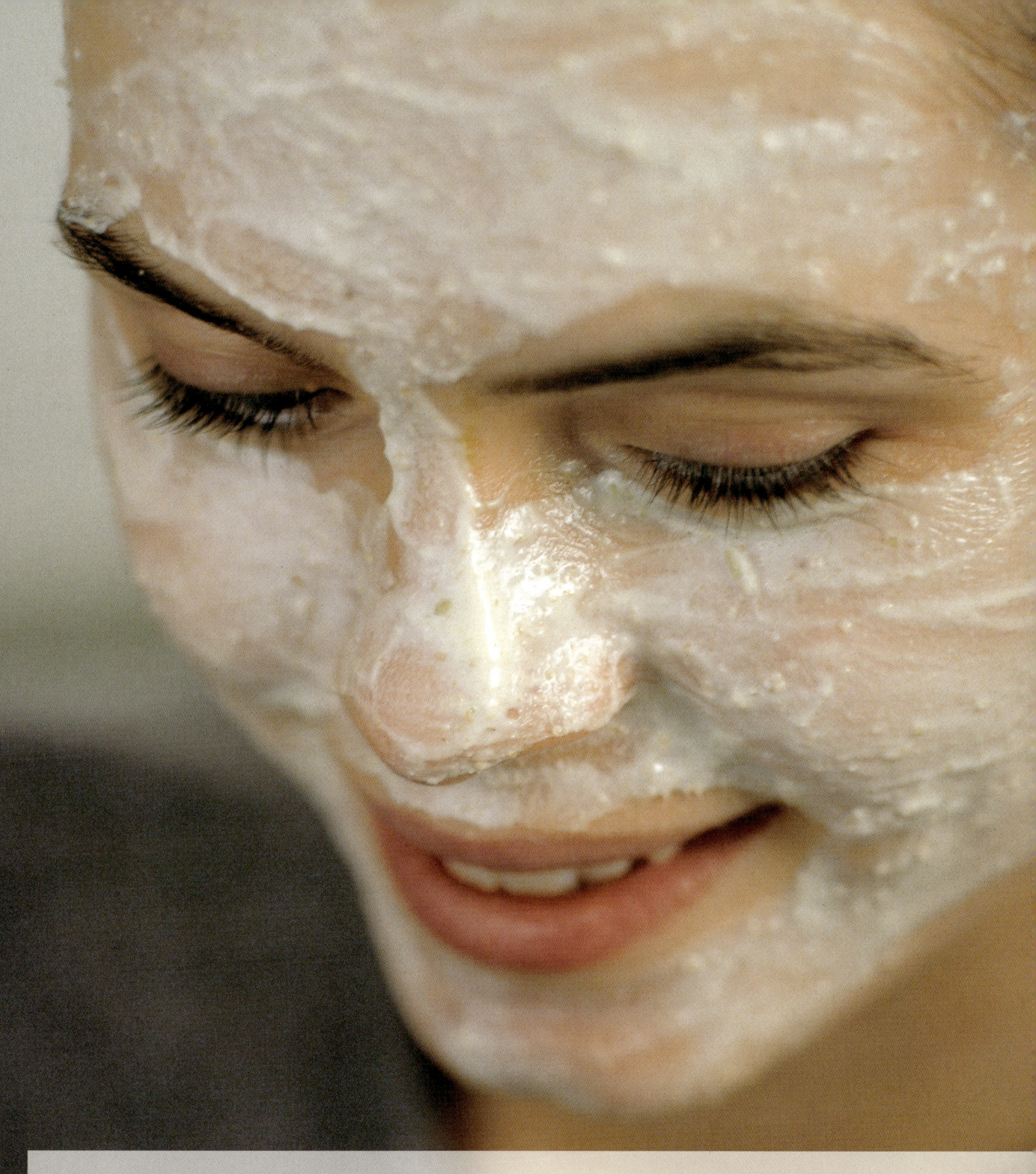

Wussten Sie, ... *dass Joghurt die Haut weich und geschmeidig macht und darüber hinaus eine sanft-bleichende Wirkung hat, die hilft, Hautflecken zu entfernen?*

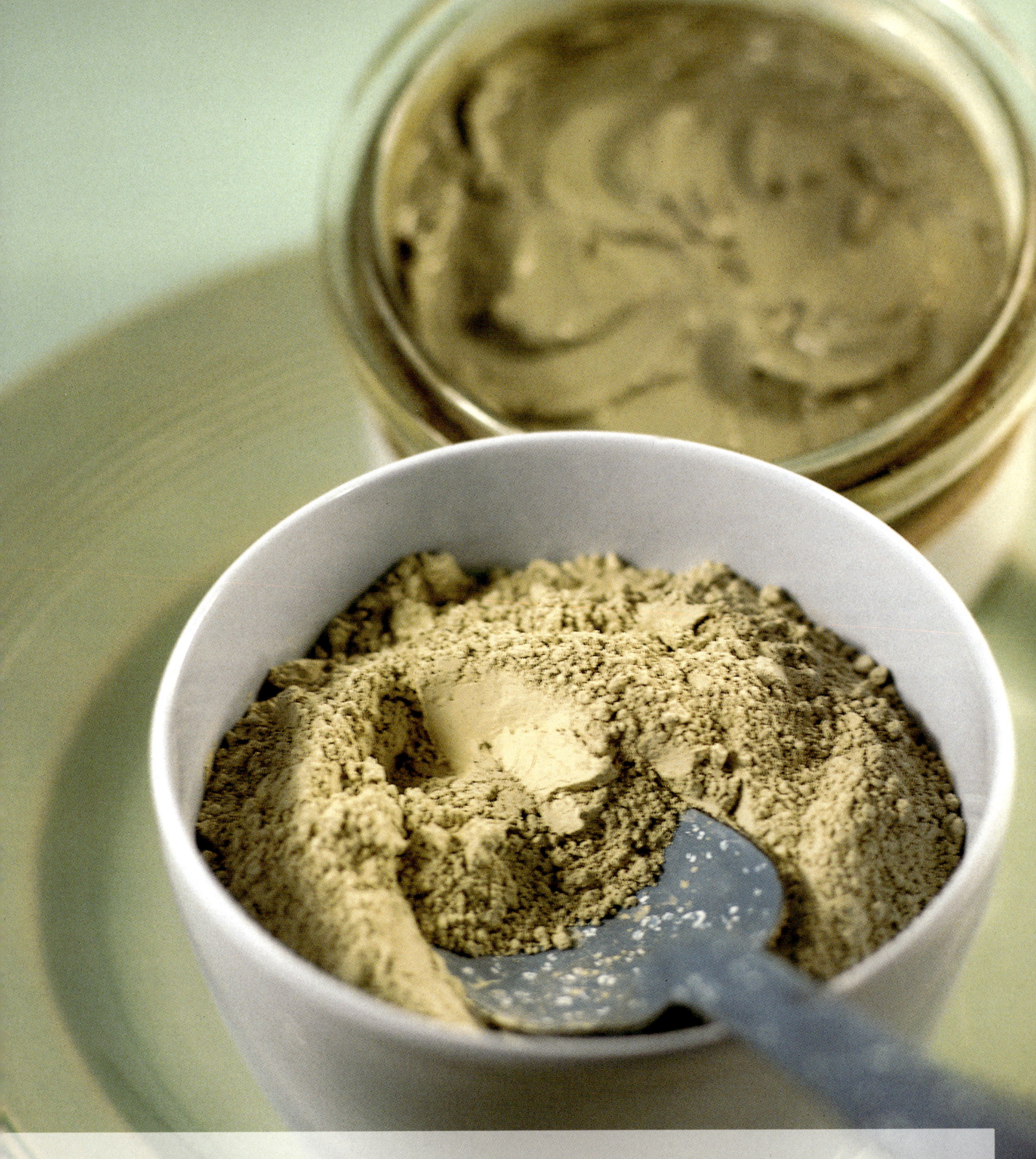

Tipp: *Falls Sie trockene Haut haben sollten und dennoch gerne die Grüne-Tonerde-Maske verwenden wollen, verdoppeln Sie einfach die angegebene Menge von Aprikosenkernöl!*

Klärende Maske aus Grüner Tonerde

Grüne Tonerde ist die zur Herstellung von Gesichtsmasken meistverwendete Tonerde. Grüne Tonerde fühlt sich glitschig an und kann große Mengen Wasser absorbieren. Diese Maske ermöglicht eine intensive Tiefenreinigung, entzieht der Haut überschüssigen Talg, Giftstoffe und Schmutz und eignet sich speziell für fettige Haut. Grüne Tonerde gleicht die Talgproduktion aus und gewährleistet eine tiefgreifende Reinigung der Haut.

Das wird benötigt
1 Teelöffel Aprikosenkernöl
2 Tropfen Palmarosaöl
1 Esslöffel Grüner Tonerde
ausreichend warmes Wasser, um die Ingredienzien zu einer streichfähigen Paste zu vermengen.

So wird's gemacht

1 Das Aprikosenkernöl und das Palmarosaöl in einem kleinen Gefäß vermischen.

2 Die Grüne Tonerde in eine kleine Schüssel geben, die Ölmischung hinzufügen und das Ganze umrühren. Gerade so viel Wasser beimengen, dass eine streichfähige Paste entsteht, und die Mixtur gründlich durchrühren, bis alle Ingredienzien gut miteinander vermengt sind.

3 Die Maske unverzüglich auf das gereinigte Gesicht auftragen und zehn bis fünfzehn Minuten einwirken lassen. Da das Wasser mit der Zeit verdampft, wird die Maske langsam etwas anziehen und sich möglicherweise ungewohnt hart anfühlen. Keine Sorge, das bedeutet lediglich, dass die Gesichtsmaske ihren Zweck auch erfüllt.

4 Danach die Maske mit warmem Wasser abspülen und das Gesicht zum Schluss mit Gesichtswasser und einer Feuchtigkeitscreme nachbehandeln.

Hautverjüngende Behandlungen

Diese hautverjüngenden Behandlungen dienen dazu, das natürliche Strahlen der Haut wiederherzustellen. Beim Körper-Peeling wird der gewünschte Effekt durch das Abreiben der Haut erreicht, bei dem abgestorbene Hautzellen von der Hautoberfläche entfernt werden und somit die darunter befindliche zarte, geschmeidige Haut zum Vorschein kommt. Peeling regt auch den Blutkreislauf an, was wiederum dazu führt, dass der Haut mehr Nährstoffe zugeführt werden und größere Mengen von Blut in die Haut gelangen, während Giftstoffe aus der Haut abtransportiert werden. Ideal wäre, einmal im Monat ein Ganzkörper-Peeling durchzuführen, aber selbst gelegentliche Peelingbehandlungen über längere Zeitabstände verleihen Ihrer Haut für eine gewisse Zeit ein angenehm samtiges Gefühl.

Bademilch und Gesichtsöl sind besonders luxuriöse Feuchtigkeitsbehandlungen, deren gehaltvolle, nährende Öle tief in die Haut eindringen, ihre natürliche Elastizität stärken und ihr ein samtiges, strahlendes Erscheinungsbild verleihen. Aus der Kombination von Nährstoffen und Ölen lassen sich hautverjüngende Behandlungen zusammenstellen, die samtweiche Haut versprechen und Sie mit ihrem herrlichen Duft betören werden. Bademilch und Gesichtsöl sind einfacher in der Herstellung wie auch in der Anwendung als Peelings und eignen sich daher für die allwöchentliche Pflege.

Verjüngende Rosenbademilch

Schon in der Antike war das Baden in Milch zu Zwecken der Schönheitspflege bekannt und erlangte durch die ägyptische Königin Kleopatra besondere Popularität, die es sich zur Gewohnheit machte, allwöchentlich in Eselsmilch zu baden. Heute haben einige Anbieter fertige Bademilchprodukte in ihrem Sortiment, wobei sowohl bereits parfümierte Produkte als auch Basisbademilch-Produkte, die man dann zuhause selbst mit ätherischen Ölen anreichern kann, im Verkauf erhältlich sind. In der folgenden Rezeptur kommen auch die natürlichen feuchtigkeitsspendenden Eigenschaften der Mandel wie auch die hautverjüngende Wirkung von naturreinem ätherischen Rosenöl zur Geltung.

Das wird gebraucht
2 Teelöffel (10 Gramm) gemahlene Mandeln
6 1/2 Esslöffel (100 ml) Rosenwasser
6 1/2 Esslöffel (100 ml) Basisbademilch
50 Tropfen Rosenöl

So wird's gemacht

1 Die gemahlenen Mandeln und das Rosenwasser in einen Standmixer geben und ein paar Minuten mixen. Die Mischung nun einige Minuten abstehen lassen und danach erneut ein paar Minuten mixen. Den Vorgang nochmals wiederholen.

2 Als Nächstes das Rosenwasser-Mandel-Gemisch durch ein sehr feines Sieb (oder ein Musselintuch) in ein Gefäß sieben und danach in ein 250-ml-Glasfläschchen füllen.

3 Die Basisbademilch hinzufügen und das Fläschchen gut durchschütteln. Nun das Rosenöl sorgfältig Tropfen für Tropfen beimengen und das Fläschchen erneut kräftig schütteln, bis sich alle Ingredienzien gründlich vermischt haben.

4 Die Flasche etikettieren, und fertig ist die verjüngende Rosenbademilch. Für ein Vollbad dem Badewasser ein bis zwei Esslöffel Bademilch beimengen.

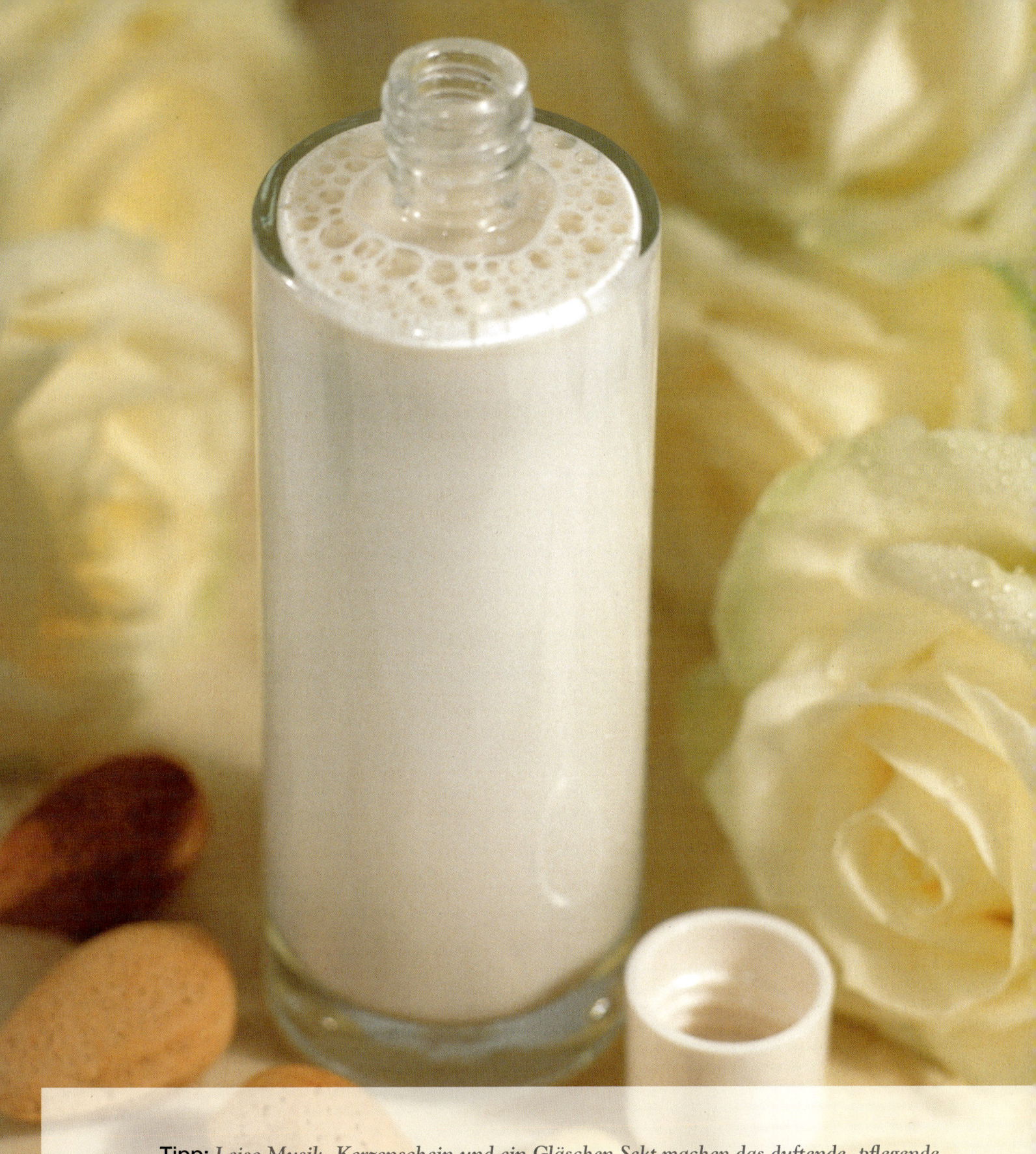

Tipp: *Leise Musik, Kerzenschein und ein Gläschen Sekt machen das duftende, pflegende Rosenmilchbad zu einem wahrhaft entspannenden und luxuriösen Badegenuss.*

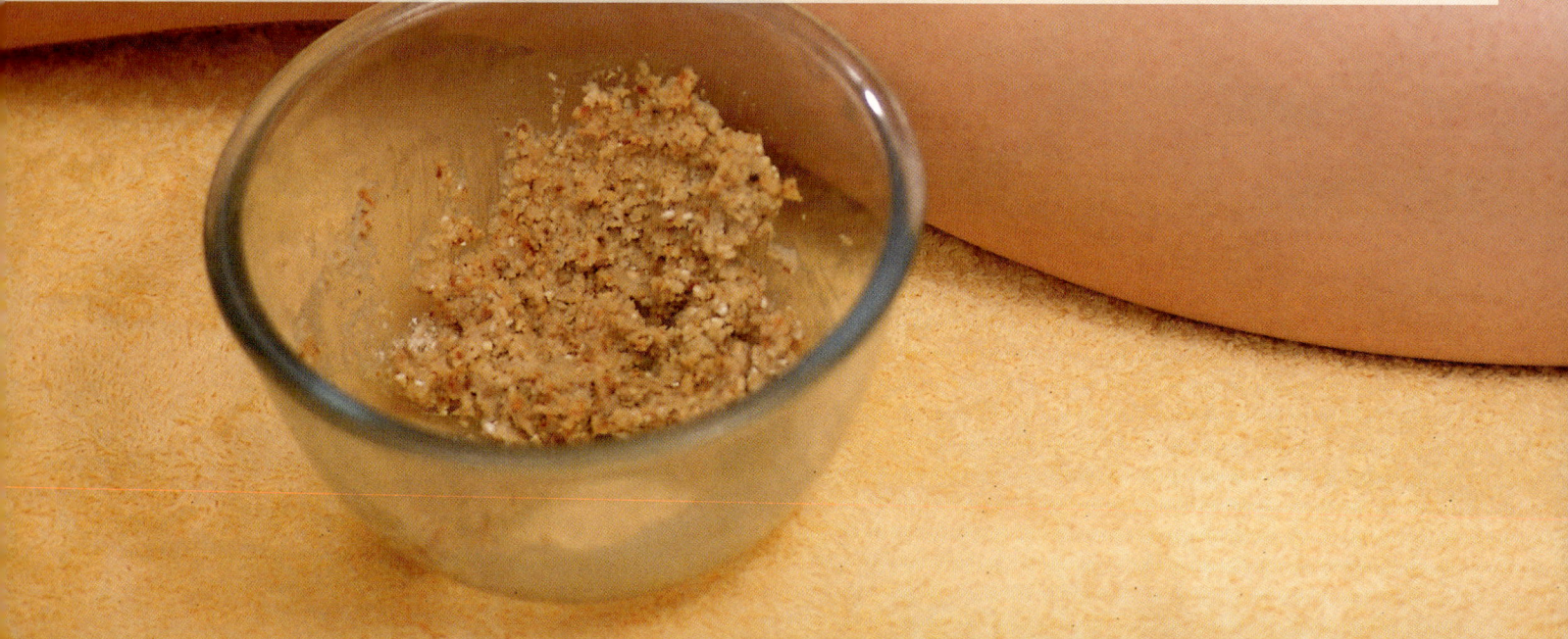

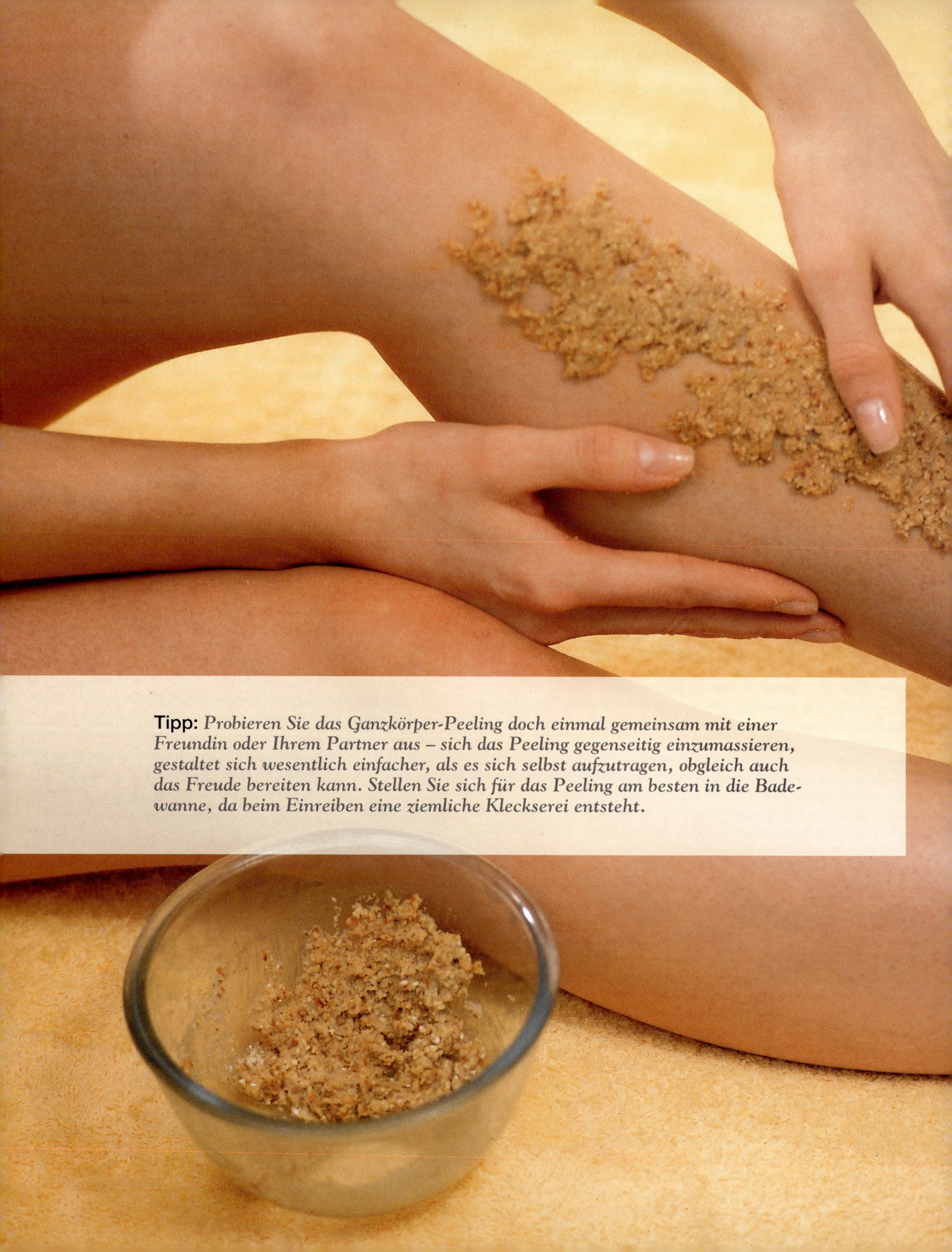

Tipp: Probieren Sie das Ganzkörper-Peeling doch einmal gemeinsam mit einer Freundin oder Ihrem Partner aus – sich das Peeling gegenseitig einzumassieren, gestaltet sich wesentlich einfacher, als es sich selbst aufzutragen, obgleich auch das Freude bereiten kann. Stellen Sie sich für das Peeling am besten in die Badewanne, da beim Einreiben eine ziemliche Kleckserei entsteht.

Verjüngendes Ganzkörper-Peeling

Dieses hautverjüngende Peeling basiert auf einer traditionellen indischen Schönheitsbehandlung für indische Bräute. Die Braut wird dabei am ganzen Körper mit einer traditionellen Mixtur aus fein gemahlenem Getreide, Obstschalen, Gewürzen und Ölen eingerieben und danach mit süßlich-duftenden Ölen massiert. Dieses vor der Hochzeit stattfindende Ritual wiederholt sich an zehn aufeinanderfolgenden Tagen, so dass die Braut am Tag ihrer Hochzeit in samtig-weicher, süß duftender Haut erstrahlt. Dieses Peeling wird auch Ihnen ein strahlendes Hautbild verleihen.

Das wird gebraucht
2 Esslöffel fein gemahlenes Hafermehl
2 Esslöffel gemahlene Mandeln
1 Teelöffel getrocknete, fein gemahlene Orangenschalen
1 Teelöffel Hagebuttengranulat
5 Tropfen Jasminöl
ausreichend warmes Wasser, um dem Peeling die nötige Konsistenz zu verleihen

So wird's gemacht

1 Sämtliche Ingredienzien mit Ausnahme des Jasminöls und des Wassers in eine große Schüssel geben und gründlich vermischen.

2 Nun das Jasminöl und gerade so viel warmes Wasser hinzufügen, dass sich eine feine, leicht bröckelige Konsistenz ergibt. Unbedingt darauf achten, nicht zu viel Wasser beizumengen, da sich sonst eine klebrige Masse bildet.

3 Zum Auftragen des Peelings stellen Sie sich am besten in die Badewanne oder Dusche beziehungsweise auf ein am Boden ausgebreitetes Handtuch. Nun eine Handvoll Peelingmasse mit kräftigen, kreisenden Bewegungen systematisch in die Haut einreiben – beginnend bei den Armen und Beinen, um dann Schritt für Schritt alle erreichbaren Körperstellen auf die gleiche Weise zu behandeln.

4 Die Peelingmasse trocknet schnell, und ein Großteil davon wird sich von selbst von Ihrer Haut lösen. Sobald der gesamte Körper eingerieben ist, eine weiche Massagebürste zur Hand nehmen und allfällige Peelingreste von der Haut entfernen.

Verjüngendes Gesichtsöl

Dieses verjüngende Gesichtsöl zieht zwar etwas langsamer als andere Gesichtscremes in die Haut ein, reichert Ihre Haut jedoch mit außergewöhnlichen Nährstoffen an. Die Anwendung dieses Öls empfiehlt sich einmal wöchentlich. Tragen Sie das Öl stets auf die gründlich gereinigte und mit Tonikum behandelte Gesichtshaut auf. Eine anschließende Verwendung von Feuchtigkeitscreme ist nicht notwendig, da das Gesichtsöl bereits intensive Feuchtigkeit spendet.

Das wird gebraucht
1 Esslöffel (10 ml) Kukuinussöl
1 Esslöffel (10 ml) Jojobaöl
1 Esslöffel (10 ml) Aprikosenkernöl
1 Teelöffel (5 ml) Mandelöl
1 Teelöffel (5 ml) Avocadoöl
1 Esslöffel (10 ml) Hagebuttenöl
3 Kapseln Nachtkerzenöl
4 Tropfen Rosenöl
3 Tropfen Neroliöl
3 Tropfen Jasminöl
3 Tropfen Weihrauchöl
2 Tropfen Sandelholzöl

So wird's gemacht

1 Kukuinuss-, Jojoba-, Aprikosenkern-, Mandel-, Avocado- und Hagebuttenöl in den angegebenen Mengen in ein 75 bis 100 Milliliter fassendes dunkles Glasfläschchen füllen und gut schütteln.

2 Nun die Nachtkerzenölkapseln mit einer Nadel einstechen, das Öl herausdrücken und in das Fläschchen tropfen.

3 Jetzt der Reihe nach sorgfältig die einzelnen ätherischen Öle hinzufügen und das Fläschchen erneut gut schütteln.

4 Die Flasche etikettieren, und fertig ist das hautverjüngende Gesichtsöl.

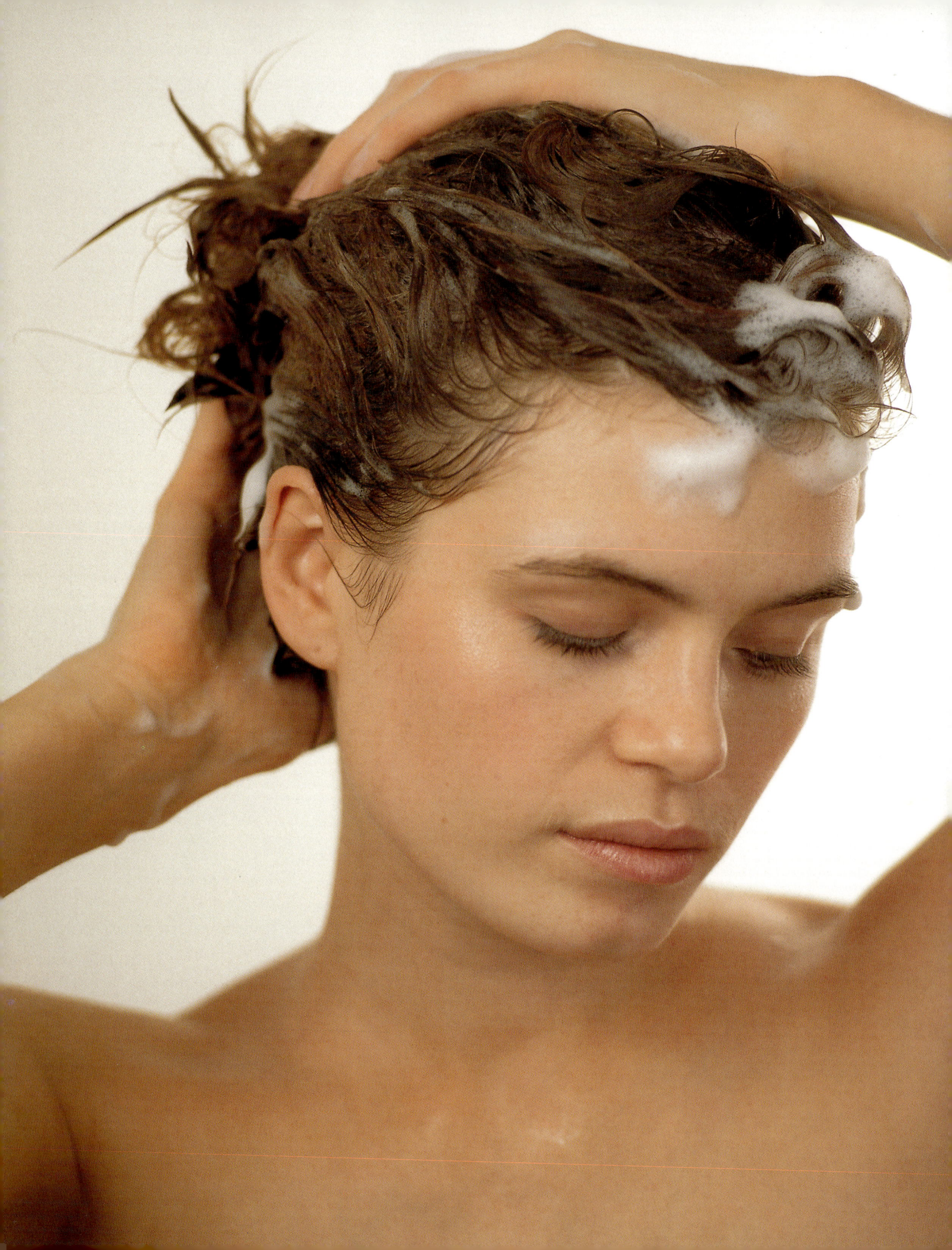

5 Haarshampoos und Conditioner

„Synthetische Stoffe sind in alle Bereiche unseres Lebens vorgedrungen – man nehme doch nur einmal die Rückseite einer Shampooflasche genauer unter die Lupe."
Susan Miller Cavitch, Autorin und Naturseifenproduzentin

Selbst gemachte Haarpflegeprodukte

Das menschliche Haar setzt sich zum größten Teil aus Keratin zusammen – einem Protein, das auch Hauptbestandteil unserer Fingernägel sowie der äußersten Hautschicht ist. Bei Keratin handelt es sich um abgestorbenes Zellgewebe (Anm. d. Ü.: Hornsubstanz), das durch das Verhornen der lebenden Zellen, unter anderem in den Haarwurzeln und den Haarfollikeln (Anm. d. Ü.: Haarbalg), entsteht. Mit anderen Worten: Die Gesundheit unserer Haare ist von der Gesundheit der Haarfollikel abhängig, in denen das Haar gebildet wird. Die Haarfollikel ihrerseits müssen stets mit ausreichend Sauerstoff aus den umliegenden Blutgefäßen versorgt werden. Um Ihr Haar gesund zu erhalten, sollten Sie daher die Blutzirkulation in der Kopfhaut durch regelmäßige Kopfmassagen stimulieren.

Bereits beim Einshampoonieren sowie beim Haarebürsten wird die Durchblutung der Kopfhaut angeregt. Für nachhaltig gesundes Haar und gesunde Kopfhaut empfiehlt sich eine tägliche, fünfminütige Kopfhautmassage, bei der Sie mit den Fingerspitzen die gesamte Kopfhaut mit kräftigen, kleinen kreisförmigen Bewegungen massieren. Vergewissern Sie sich dabei, dass Sie nicht lediglich die Haare massieren, sondern die Kopfhaut als solche.

Für diese Massage wird kein Massageöl benötigt. Eine zusätzliche wöchentliche Massage mit Öl pflegt Haar und Kopfhaut, bedeutet allerdings, dass Sie Ihr Haar danach waschen müssen. Für die Ölmassage einen Teelöffel erwärmtes Mandelöl mit drei Tropfen eines ätherischen Öls vermischen und die Finger während der Massage immer wieder in diese Mischung eintauchen. Bei dunklem Haar verwenden Sie am besten Rosmarinöl, bei blondem Haar empfiehlt sich Kamillenöl, und wenn Sie unter Schuppen leiden, verwenden Sie Sandelholz-, Lavendel- oder Bergamotteöl.

Genauso wie Gesicht und Körper profitiert auch das Haar von natürlichen und rein pflanzlichen Produkten. Viele im Handel erhältliche Shampoos reinigen das Haar zwar gründlich, sind in ihrer Zusammensetzung jedoch zu scharf und zerstören die aus Talg bestehende natürliche Fettschicht der Kopfhaut. Talg wirkt als natürlicher Feuchtigkeitsspender und wird in den Talgdrüsen des Körpers und der Haarfollikel gebildet.

Basisshampoos und -conditioner können bei den auf den Seiten 124 bis 125 aufgelisteten Händlern bezogen werden. Es handelt sich hier um Produkte auf rein natürlicher, pflanzlicher Basis, die ohne Verwendung chemischer Zusatzstoffe hergestellt wurden. Sie sind daher außerordentlich mild und reinigen das Haar, ohne die natürliche Fettschicht völlig zu entfernen.

Diese pflanzlichen Haarpflegeprodukte wirken sich auch positiv auf die Kopfhaut aus, die ohne scharfe, chemische Mittel so richtig aufatmen kann. Bei juckender oder zu Schuppen neigender Kopfhaut kann der Wechsel von herkömmlichen zu selbst hergestellten Shampoos und Conditionern wahre Wunder bewirken und Sie von diesen unangenehmen Symptomen befreien. Haben Sie diese milden Haarpflegemittel erst einmal ein paar Wochen lang angewendet, werden Sie höchstwahrscheinlich mit gesunder Kopfhaut und seidig-weichem, glänzendem Haar belohnt werden.

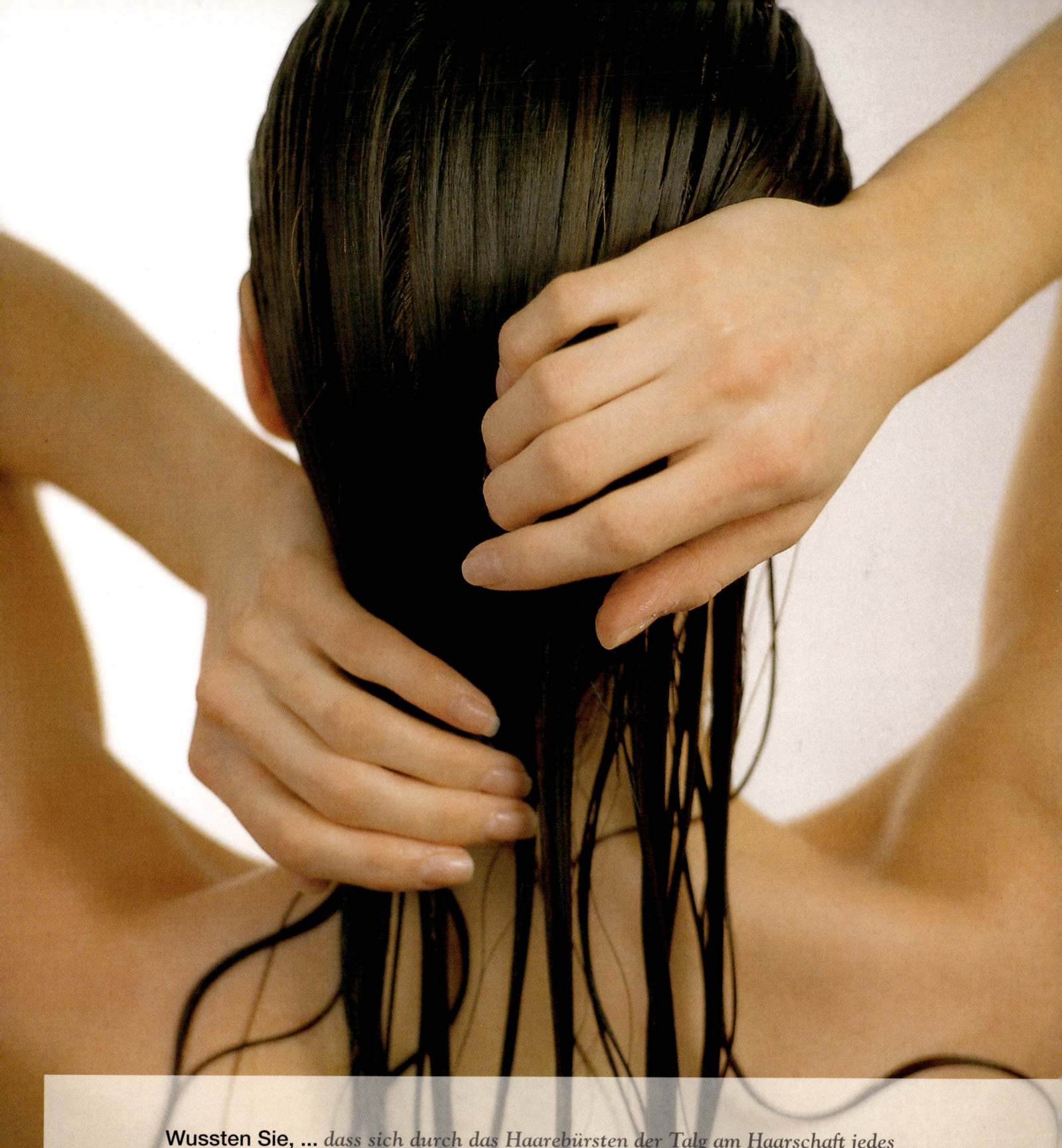

Wussten Sie, ... *dass sich durch das Haarebürsten der Talg am Haarschaft jedes einzelnen Haares verteilt, wodurch das Haar glatt, glänzend und geschmeidig bleibt? Ohne die schützende Fettschicht wird das Haar schnell brüchig, matt, glanzlos und die Haarspitzen splissanfällig.*

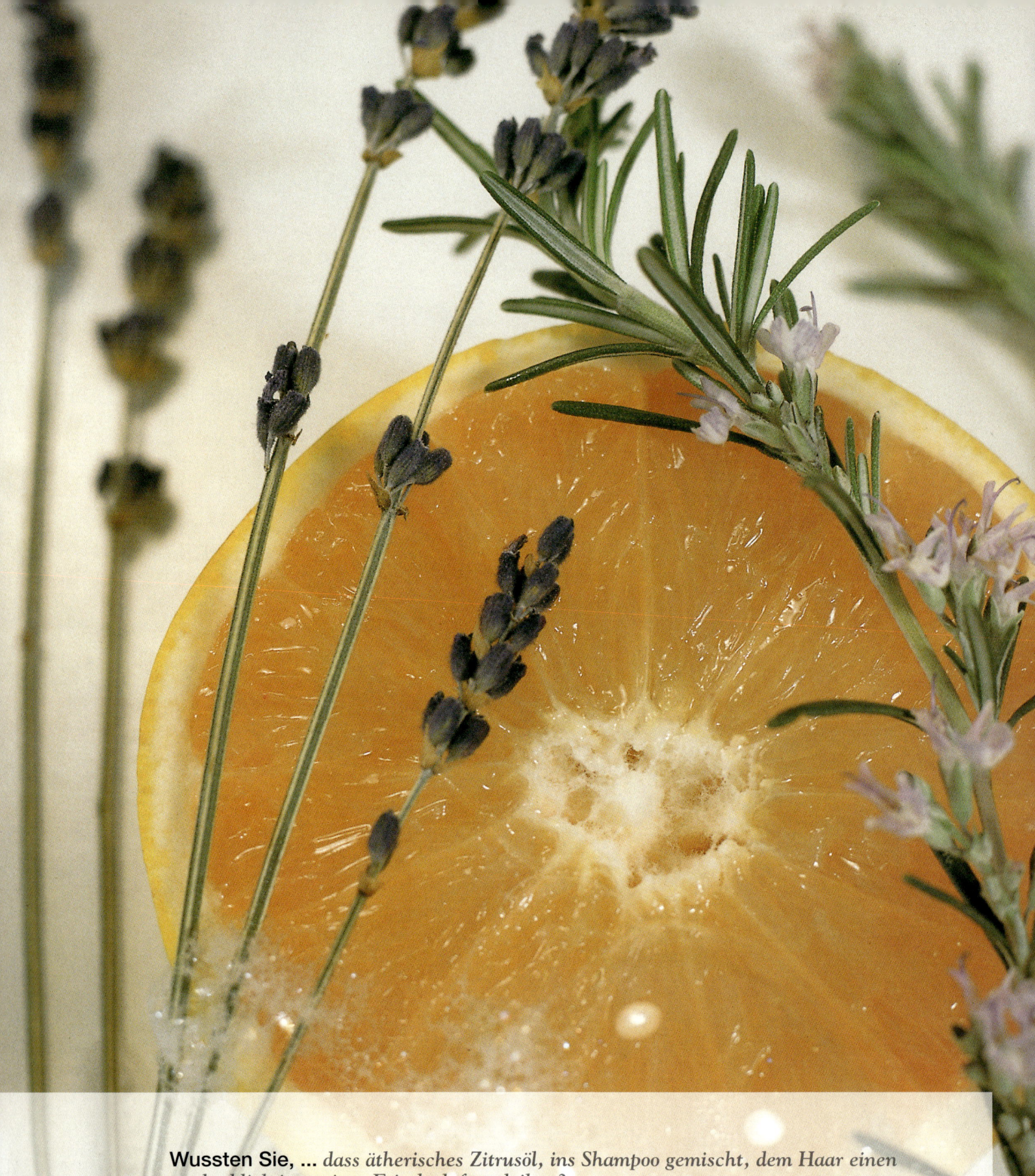

Wussten Sie, ... *dass ätherisches Zitrusöl, ins Shampoo gemischt, dem Haar einen unglaublich intensiven Frischeduft verleihen?*

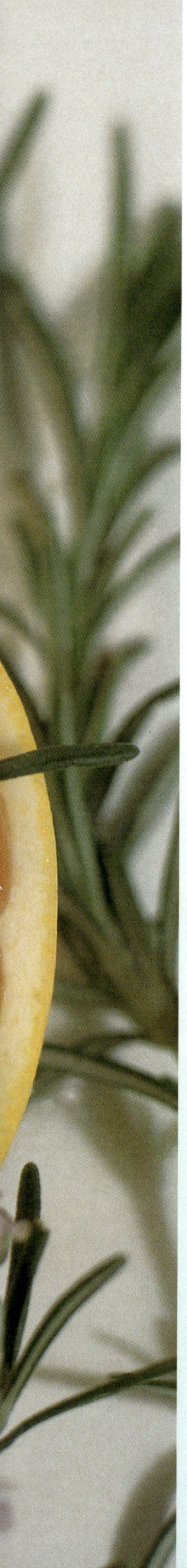

Shampoos

Unter Verwendung milder Shampoos, die mit ätherischen Ölen angereichert und parfümiert sind, gestaltet sich die richtige Pflege von Haar und Kopfhaut ganz einfach. Kaufen Sie das Basisshampoo immer von Naturkosmetikvertreibern, um sicherzugehen, dass nur hochqualitative, milde, natürliche und pflanzliche Produkte zum Einsatz gelangen. Anstelle scharfer Reinigungsmittel und chemischer Zusatzstoffe besteht Ihr Shampoo aus einer Mischung aus milder Seifenbasis, Emulgatoren, Nährstoffen und anderen Ingredienzien, die selbst der sensibelsten Kopfhaut oder dem durch Bleichen und Färben geschädigten Haar zuträglich sind.

Durch Beimengen naturreiner ätherischer Öle in die fertigen natürlichen Basisprodukte entstehen Shampoos, die das Haar nicht nur gründlich reinigen, sondern Haar und Kopfhaut zugleich pflegen und schützen. Aufgrund ihrer Milde eignen sich diese Shampoos durchaus auch zum täglichen Gebrauch.

Kräutershampoo mit Kiefern- und Grapefruitöl

Kiefern- und Grapefruitöl verleihen diesem traditionellen Kräutershampoo einen gewissen Pfiff. Lavendel- und Rosmarinöl finden in der Shampooherstellung häufig Verwendung. Lavendel beruhigt die Kopfhaut, während Rosmarin- und Kiefernöl die Blutzirkulation anregen und so dazu beitragen, dass das nährstoffreiche Blut in die Kopfhaut transportiert wird. Die Grapefruit zeichnet sich neben ihrem angenehmen Duft durch eine tonisierende Wirkung auf Haut und Haar aus. Dieses Kräutershampoo empfiehlt sich vor allem bei fettigem Haar, eignet sich jedoch grundsätzlich für alle Haartypen.

Das wird gebraucht
6 1/2 Esslöffel (100 ml) Basisshampoo
10 Tropfen Lavendelöl
10 Tropfen Rosmarinöl
5 Tropfen Kiefernöl
5 Tropfen Grapefruitöl

So wird's gemacht

1 Das Basisshampoo in ein Glasgefäß füllen, wobei darauf zu achten ist, dass der Schnabel des Gefäßes so gestaltet ist, dass ein dünner Strahl ausgegossen werden kann.

2 Nun sorgfältig Tropfen für Tropfen die verschiedenen ätherischen Öle hinzufügen und mit einem Glasrührstab ins Shampoo einrühren, bis sich die Öle vollständig mit dem Shampoo vermischt haben.

3 Die Mixtur dann mit Hilfe eines Trichters in eine Glasflasche, einen Pumpspender aus Glas oder Plastik oder in eine weiche Plastikflasche füllen.

4 Zuletzt das Fläschchen beschriften, und schon ist das Kräutershampoo gebrauchsfertig.

Kamillen-Geranium-Shampoo

Dieses angenehm duftende Shampoo eignet sich für alle Haartypen, im Besonderen aber empfiehlt es sich für trockenes Haar. Die Mischung aus Kamillen-, Sandelholz- und Rosengeranienöl bewirkt einen Aufbaueffekt und sorgt für eine ausgeglichene Talgproduktion. Dieses Shampoo verleiht mattem, kraftlosem Haar wieder Vitalität und lang anhaltenden Glanz.

Das wird gebraucht
6 1/2 Esslöffel (100 ml) Basisshampoo
10 Tropfen Kamillenöl
10 Tropfen Rosengeranienöl
5 Tropfen Sandelholzöl
3 Tropfen Zitronenöl
2 Tropfen Limettenöl

So wird's gemacht

1. Das Basisshampoo in ein Glasgefäß füllen, wobei darauf zu achten ist, dass der Schnabel des Gefäßes so gestaltet ist, dass ein dünner Strahl ausgegossen werden kann.

2. Nun die verschiedenen ätherischen Öle sorgfältig Tropfen für Tropfen hinzufügen und mit einem Glasrührstab ins Shampoo einrühren, bis sich die Öle vollständig mit dem Shampoo vermischt haben.

3. Die Mixtur dann mit Hilfe eines Trichters in eine Glasflasche, einen Pumpspender aus Glas oder Plastik oder in eine weiche Plastikflasche füllen.

4. Zuletzt das Fläschchen beschriften, und fertig ist das Kamillen-Geranium-Shampoo.

Tipp: *Sämtliche ätherische Öle sind bis zu einem gewissen Grad antiseptisch, wobei Kiefernöl eine besonders intensive antiseptische Wirkung aufweist. Die erfrischenden und deodorierenden Eigenschaften des Kiefernöls machen sich viele Hersteller von Bade- und Reinigungsprodukten zunutze.*

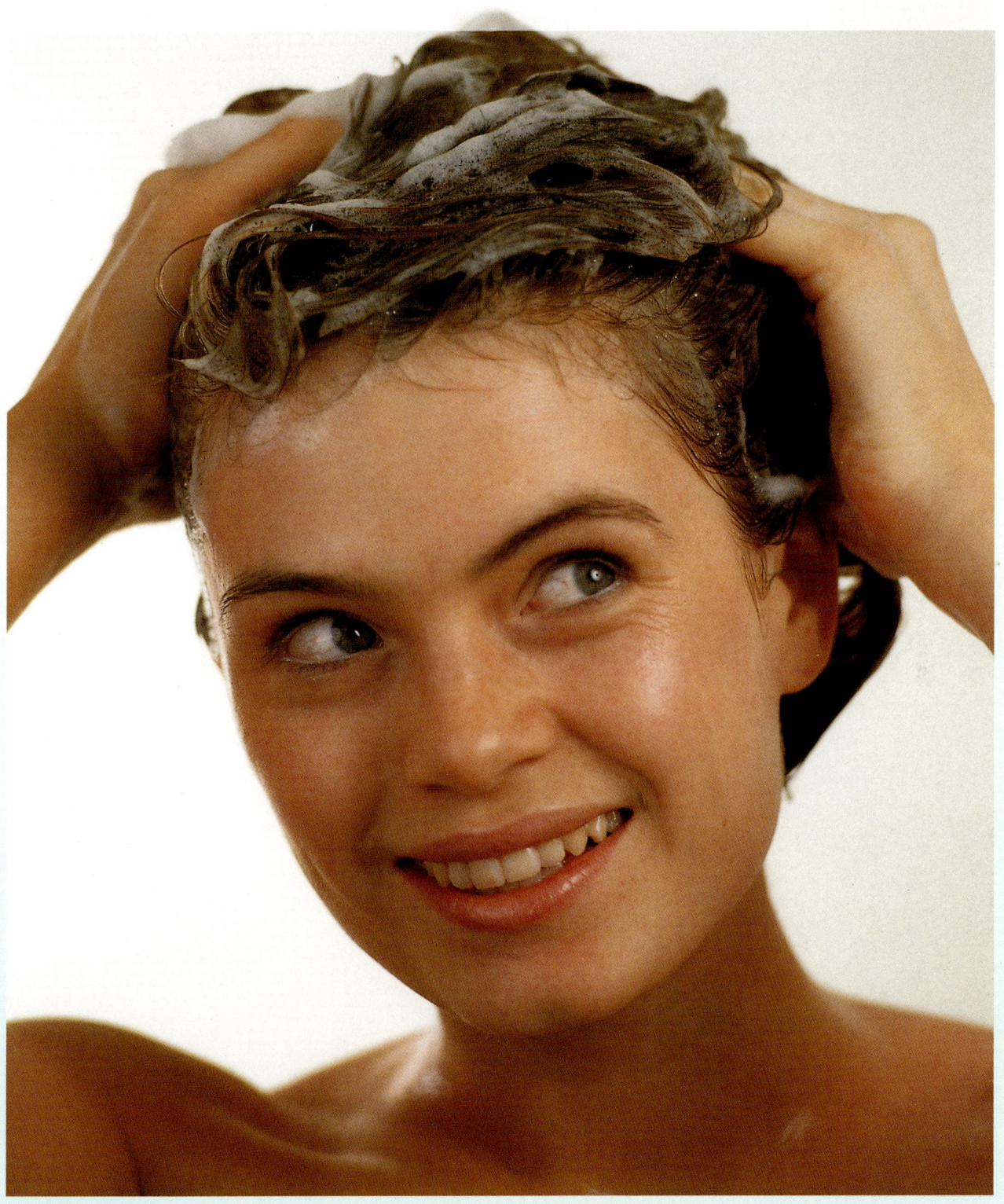

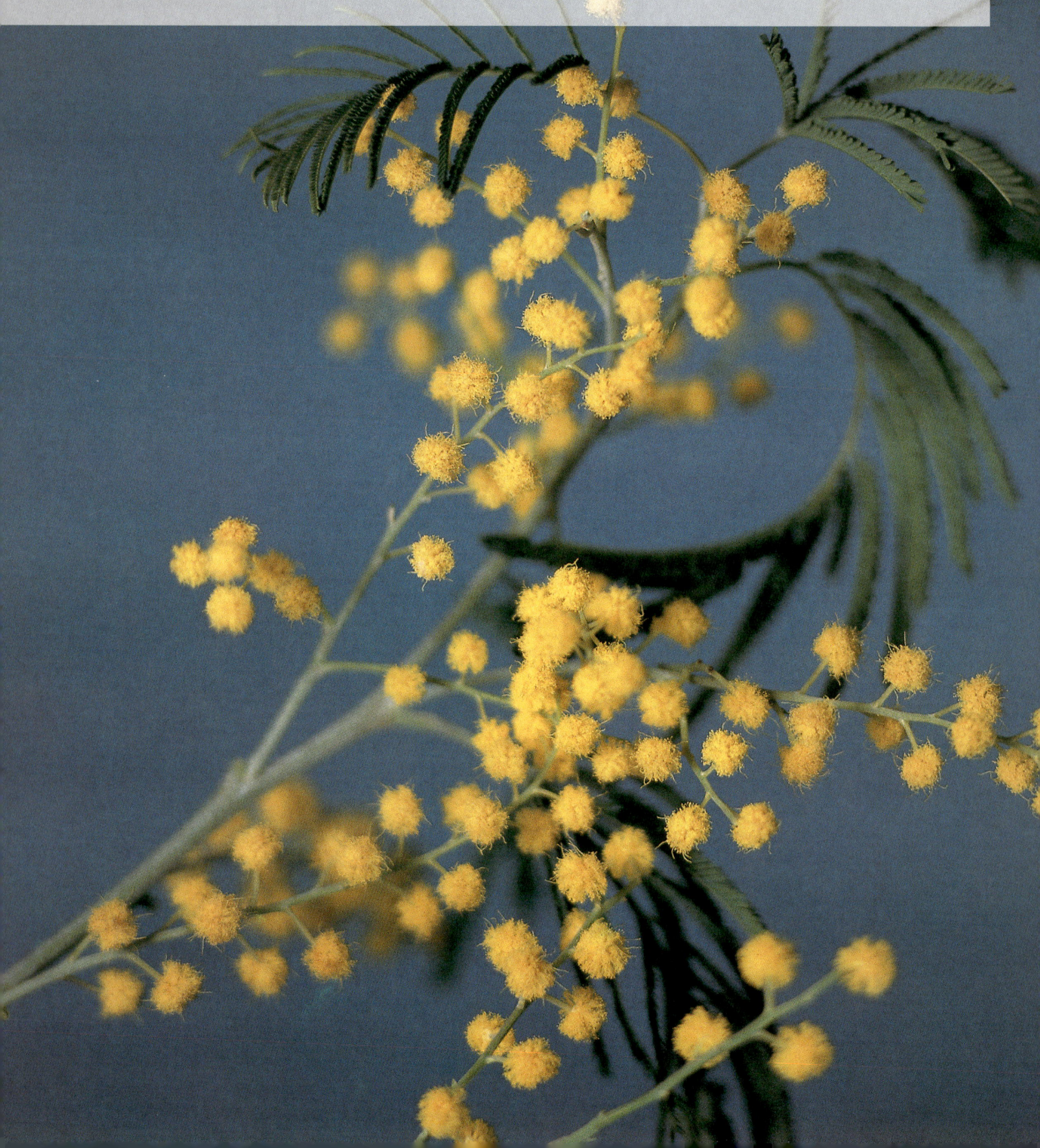

Tipp: *Der Hafermilch-Conditioner mit Mimosen- und Ylang-Ylang-Öl harmoniert ausgezeichnet mit dem Kamillen-Geranium-Shampoo von Seite 84!*

Conditioner und Haarspülungen

Nach der Haarwäsche ist es wichtig, einen Conditioner zu verwenden, der bewirkt, dass das Haar leichter zu kämmen ist, weich und geschmeidig wird und ihm einen seidigen Glanz verleiht. Conditioner geben dem Haar Spannkraft und Vitalität zurück und sollten nach jeder Haarwäsche appliziert werden. Bei den im Folgenden beschriebenen Rezepturen kommen ätherische Öle zum Einsatz, die das Haar mit ihren ausgleichenden und nährenden Eigenschaften pflegen und angenehmen Duft ins Haar zaubern. Diese selbst hergestellten Conditioner sind eine perfekte Ergänzung zu den selbst gemachten Shampoos.

Haarspülungen sind einfach und schnell zusammengemischt und helfen dabei, den natürlichen pH-Wert der Haut wiederherzustellen. Im Haar verbliebene hartnäckige Shampooreste können damit ebenso gut entfernt werden wie mangelhaft rausgespülter Conditioner. So bekommt das Haar wieder mehr Glanz. Zudem eignen sich einige Haarspülungen auch zum Aufhellen der Haare. Haarspülungen sollten einmal wöchentlich nach der Haarwäsche und der Anwendung von Conditionern durchgeführt werden, wobei darauf zu achten ist, die Haare nach der Spülung nochmals gründlich mit kaltem beziehungsweise lauwarmem Wasser durchzuspülen.

Hafermilch-Conditioner mit Mimosen- und Ylang-Ylang-Öl

Dieser schwelgerische Conditioner versprüht einen süßlich-blumigen, exotischen Duft, verleiht Ihrem Haar seidigen Glanz und macht es weich und leicht kämmbar. Mit ihren milden, zart feuchtigkeitsspendenden Eigenschaften nährt die Hafermilch Haut und Haar und sorgt für weiche und geschmeidige Haut. Grundsätzlich für alle Haartypen geeignet, empfiehlt sich der Hafermilchconditioner speziell für trockenes, geschädigtes und gefärbtes Haar.

Das wird gebraucht
5 Esslöffel (75 ml) Basis-Conditioner
2 Esslöffel (25 ml) Hafermilch
10 Tropfen Ylang-Ylang-Öl
10 Tropfen Lavendelöl
5 Tropfen Petitgrainöl
5 Tropfen Mimosenöl

So wird's gemacht

1 Den Basis-Conditioner in ein Glasgefäß füllen, wobei darauf zu achten ist, dass der Schnabel des Gefäßes so gestaltet ist, dass ein dünner Strahl ausgegossen werden kann. Die Hafermilch beigeben und kräftig umrühren, bis der Conditioner und die Milch gründlich miteinander vermischt sind.

2 Nun sorgfältig Tropfen für Tropfen die verschiedenen ätherischen Öle hinzufügen und mit einem Glasrührstab einrühren, bis sich die Öle vollständig mit der Mixtur vermischt haben.

3 Den Conditioner dann mit Hilfe eines Trichters in eine Glasflasche, einen Pumpspender aus Glas oder Plastik oder in eine weiche Plastikflasche füllen.

4 Zuletzt das Fläschchen beschriften, und schon ist der Hafermilch-Conditioner einsatzbereit.

Kräuter-Conditioner mit Muskatellersalbei- und Rosenholzöl

Die Mischung aus Rosenholz und verschiedenen Kräutern gibt dem Haar wieder seinen gesunden Glanz zurück und verwöhnt mit einem frischen, sauberen Duft. Das Muskatellersalbeiöl wirkt regulativ auf die Talgdrüsen und hilft so, übermäßige Talgproduktion in der Kopfhaut einzubremsen – das ideale Mittel für fettiges oder strähniges Haar. Im Unterschied zu handelsüblichen Conditionern für fettiges Haar reduziert dieser Conditioner aktiv die Talgproduktion und sorgt somit für eine länger anhaltende Sauberkeit Ihrer Haare.

Das wird gebraucht
6 1/2 Esslöffel (100 ml) Basis-Conditioner
10 Tropfen Muskatellersalbeiöl
10 Tropfen Rosenholzöl
5 Tropfen Rosmarinöl
3 Tropfen Lavendelöl
2 Tropfen Teebaumöl

So wird's gemacht

1 Den Basis-Conditioner in ein Glasgefäß füllen, wobei darauf zu achten ist, dass der Schnabel des Gefäßes so gestaltet ist, dass ein dünner Strahl ausgegossen werden kann.

2 Nun die verschiedenen ätherischen Öle sorgfältig Tropfen für Tropfen hinzufügen und mit einem Glasrührstab in den Conditioner einrühren, bis sich die Öle vollständig mit dem Conditioner vermischt haben.

3 Die fertige Mixtur dann mit Hilfe eines Trichters in eine Glasflasche, einen Pumpspender aus Glas oder Plastik oder in eine weiche Plastikflasche füllen.

4 Zuletzt das Fläschchen beschriften, und schon ist der Kräuter-Conditioner gebrauchsfertig.

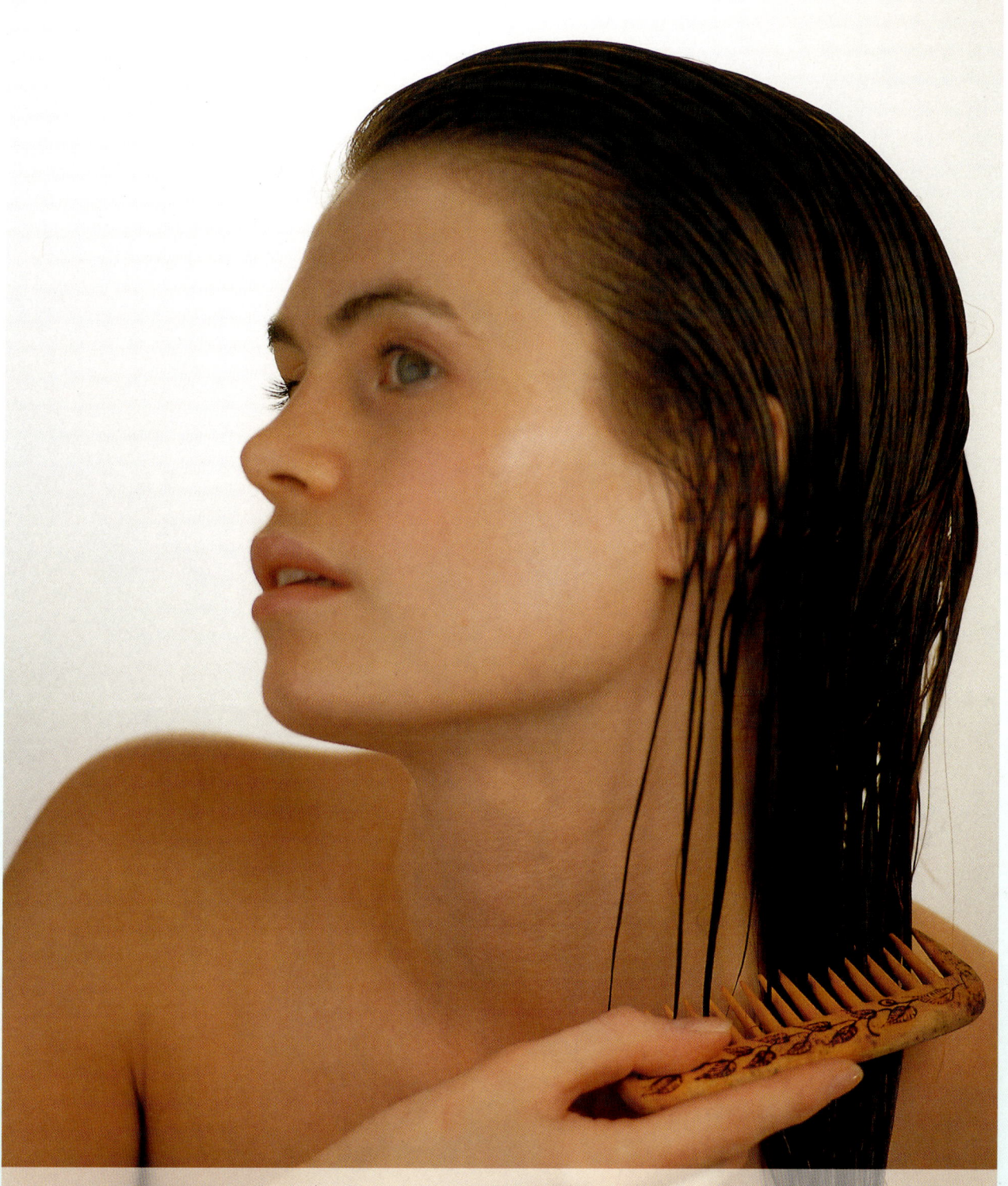

Tipp: *Der Kräuter-Conditioner mit Muskatellersalbei- und Rosenholzöl wirkt unterstützend bei der Reduktion übermäßiger Talgproduktion. Massieren Sie Ihre Kopfhaut kräftig mit dem Conditioner, bevor Sie ihn wieder abspülen.*

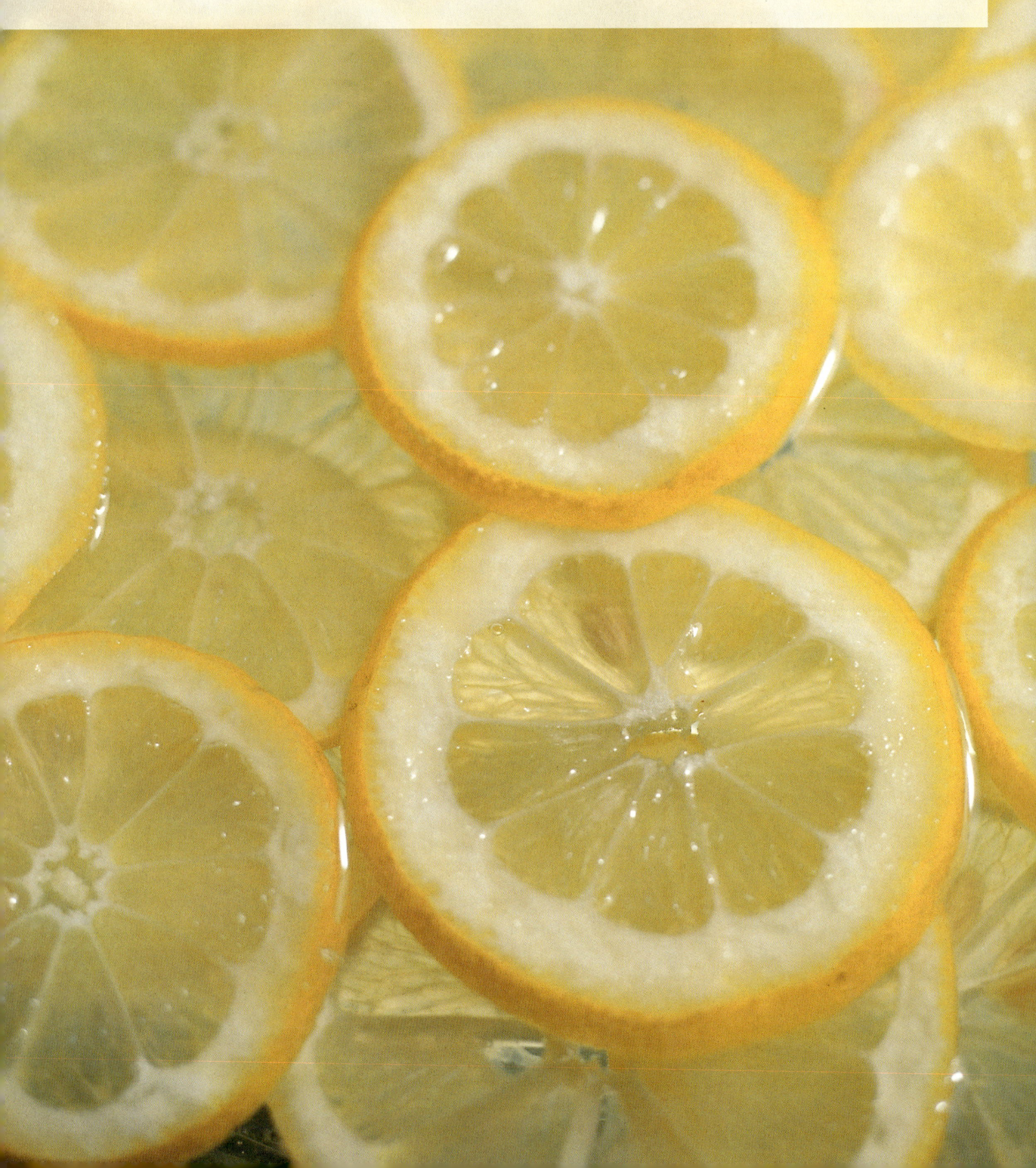

Wussten Sie, ... *dass Zitrone ein altbewährtes Mittel zum Aufhellen matter Haare ist? Die adstringierenden Eigenschaften der Zitrone erfrischen zudem die Kopfhaut.*

Apfelessig-Haarspülung

Haarspülungen mit Apfelessig haben schon unsere Großmütter benutzt. Bei der vorliegenden Rezeptur stellt der Apfelessig die Basisingredienz dar. In Kombination mit dem frischen Orangenblüten- und Petitgrainaroma entsteht eine anregende Haarspülung mit haaraufhellender Wirkung. Die Apfelessighaarspülung eignet sich für alle Haartypen, insbesondere jedoch für fettiges Haar.

Das wird gebraucht
1 Teelöffel (5 ml) Apfelessig
1 Esslöffel (10 ml) Orangenblütenwasser
1 Esslöffel (10 ml) Quellwasser
3 Tropfen Petitgrainöl
1 Tropfen Bergamotteöl

So wird's gemacht

1. Den Apfelessig in eine Glasflasche gießen, das Orangenblütenwasser und das Quellwasser hinzufügen und alles gut durchschütteln.

2. Nun sorgfältig Tropfen für Tropfen die ätherischen Öle beigeben und die Flasche erneut gründlich schütteln. Fertig!

3. Die gebrauchsfertige Haarspülung langsam über das frisch gewaschene und mit Conditioner behandelte Haar gießen und einige Minuten einwirken lassen.

4. Im Anschluss das Haar gründlich mit kaltem oder lauwarmem Wasser ausspülen.

Zitronen-Rosmarin-Spülung

Für diese Rezeptur benötigen Sie frische Biokräuter und Biozitronen. Der Rosmarin empfiehlt sich vor allem bei dunklem Haar – sollten Sie helles Haar haben, können Sie den Rosmarin durch Kamille ersetzen. Als weitere Alternative bietet sich Petersilie an. Sie verleiht dem Haar einen durch und durch brillianten Glanz.

Das wird benötigt
Saft einer frisch gepressten Zitrone
1 Teelöffel (5 Gramm) frischen, fein gehackten Rosmarin, frisch gehackte Kamille oder Petersilie
ausreichend Wasser, um die Kräuter, bedeckt in einem kleinen Topf, zum Kochen zu bringen

So wird's gemacht

1. Den frisch gepressten Zitronensaft in ein Glas füllen. Die klein gehackten Kräuter in einen Kochtopf geben und gerade so viel Wasser darübergießen, dass die Kräuter mit Wasser bedeckt sind. Das Kräuterwasser zum Kochen bringen und fünf Minuten lang auf kleiner Flamme köcheln lassen.

2. Nun die Kräutermixtur durch ein Sieb oder ein Tuch gießen und abkühlen lassen. Danach zwei Esslöffel (20 ml) Kräuterwasser in den Zitronensaft gießen und fertig ist die Haarspülung!

3. Die Haarspülung langsam über das frisch gewaschene und mit Conditioner behandelte Haar gießen und einige Minuten einwirken lassen.

4. Im Anschluss das Haar gründlich mit kaltem oder lauwarmem Wasser ausspülen.

Nährende Haarpackung aus heißem Öl

Diese Haarpackung ist ein wahrer Genuss für Ihr Haar, den Sie sich einmal im Monat gönnen sollten. Vom zeitlichen Aufwand her müssen Sie sich für diese Anwendung allerdings einen ganzen Abend reservieren, wobei Sie die Haarpackung zum Beispiel mit einem Körper-Peeling, einer Pediküre oder anderen Schönheitsbehandlungen kombinieren können. In der Rezeptur wird die Verwendung von Mandel- und Kamillenöl vorgeschlagen. Sie können aber sowohl das Basisöl als auch das ätherische Öl je nach Ihrem Haartyp und Ihrer Haarfarbe variieren. Rosmarinöl eignet sich zum Beispiel für dunkles Haar, Jojobaöl ist gut für trockenes Haar, und Sandelholz wiederum verbreitet einen betörenden, lang anhaltenden Duft, der sich für besondere Anlässe eignet.

Das wird gebraucht
je nach Haarlänge und Haardicke 1 Teelöffel bis 1 Esslöffel (5 bis 10 ml) Mandelöl
3 Tropfen Kamillenöl

So wird's gemacht

1 Eine kleine Tasse in eine Schüssel mit heißem Wasser stellen, das Mandelöl darin erwärmen und danach das Kamillenöl hinzufügen.

2 Das Ölgemenge aufs Haar auftragen und bis in alle Haarspitzen gut einmassieren. Nutzen Sie diese Gelegenheit am besten gleich für eine Kopfmassage.

3 Nun die Haare mit Plastikfolie umwickeln und ein heißes Handtuch um den Kopf wickeln. Sobald das Handtuch abgekühlt ist, tauschen Sie es gegen ein neues heißes Handtuch aus. Die Haarpackung insgesamt für mindestens zwei Stunden im Haar lassen.

4 Nach der Haarpackung die Haare zumindest zweimal einshampoonieren, um das Öl aus dem Haar zu spülen. Nach dem Shampoonieren wie gewohnt mit Conditioner nachbehandeln. Sie werden staunen, wie weich sich Ihr Haar anfühlt und wie herrlich es glänzt!

Wussten Sie, ... *dass sich in Indien sowohl Frauen als auch Männer Kokosnussöl ins Haar reiben, um ihr Haar auf diese Weise vor der intensiven Sonneneinstrahlung zu schützen?*

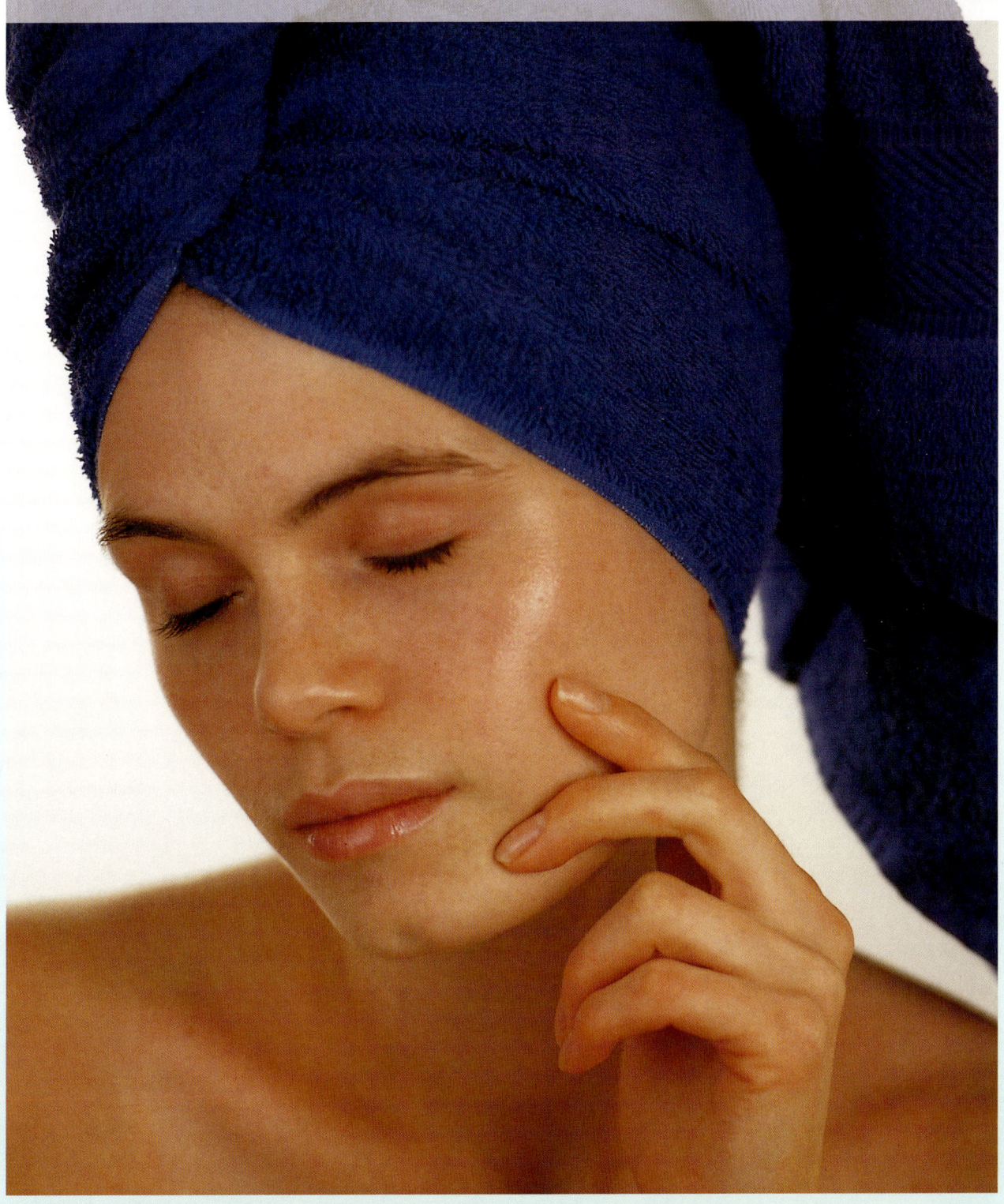

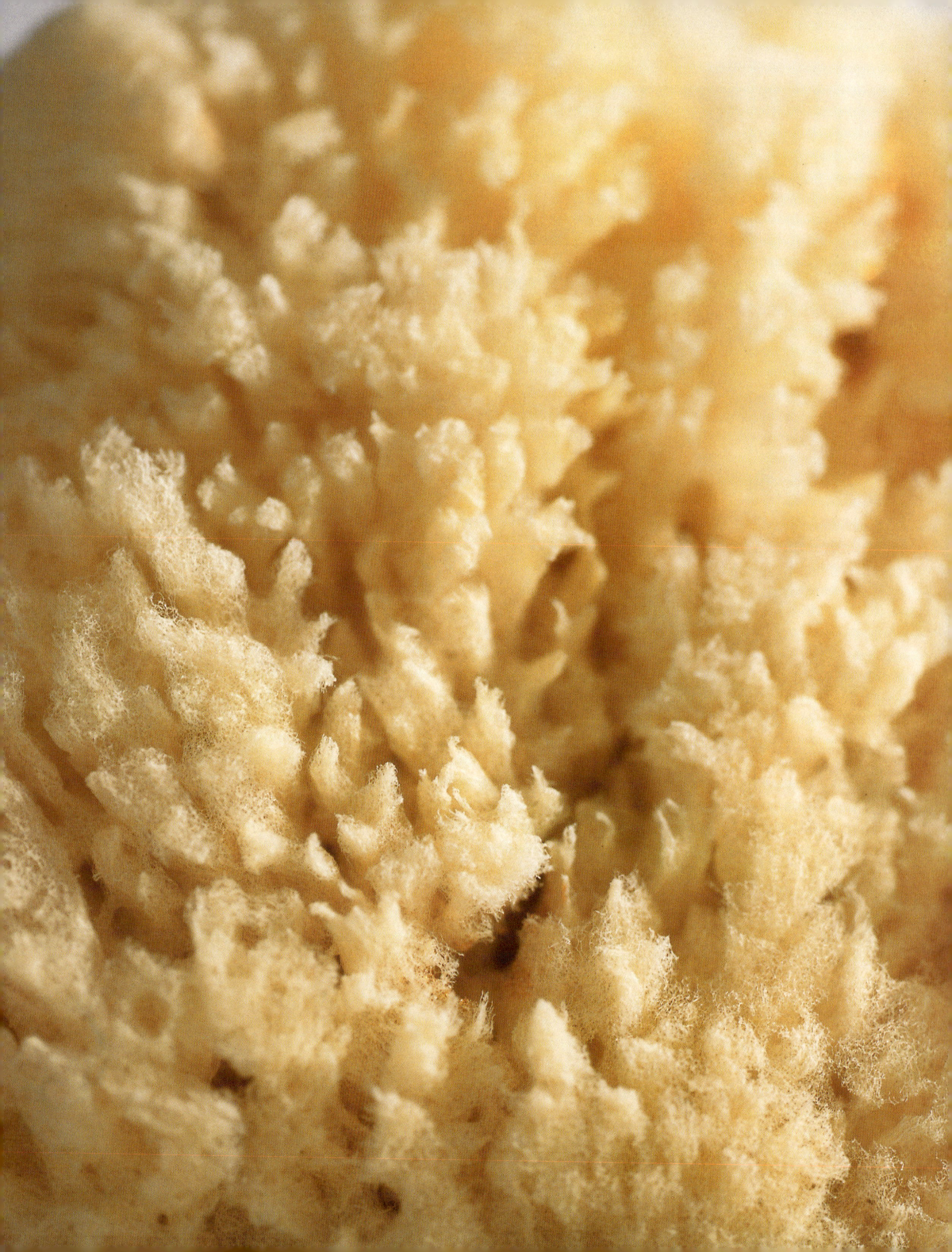

6 Natürlich frisch und sauber

„Es gibt mehrere ätherische Öle, die über wirkungsvolle deodorierende Eigenschaften verfügen."
Patricia Davis, Autorin und Aromatherapeutin

Deodorants, Mundspülungen und Aftershaves

In diesem Kapitel finden Sie Anleitungen zur Herstellung selbst gemachter Deodorants, Mundspülungen, Aftershaves, Augenspülungen und Augenkompressen. Die Rezepturen lassen sich einfach und rasch umsetzen, und die fertigen Pflegemittel sind ein Genuss. Bei sämtlichen Rezepturen gelangen ausschließlich pflanzliche, natürliche Ingredienzien zur Anwendung. Sie können sich also ganz in dem Wissen entspannen, dass Ihr frisches und sauberes Erscheinungsbild auf rein natürliche Produkte zurückzuführen ist. Ätherische Öle und Kräuter verleihen diesen Pflegemitteln obendrein ihre heilenden Eigenschaften.

Die selbst gemachten Deodorants haben ein angenehm sauberes, frisches Aroma. Aufgrund ihrer Milde können Sie so viel und so oft, wie Sie möchten, davon gebrauchen, ohne negative Nebenwirkungen befürchten zu müssen. Ein Vorteil gegenüber so manchem handelsüblichen Deodorant, das auf dunkler Kleidung nicht selten helle Flecken hinterlässt oder zu Verfärbungen heller Stoffe führt, besteht darin, dass die selbst gemachten Deos nicht sichtbar an den Kleidungsstücken haften bleiben und Ärgernisse mit Flecken somit ausbleiben. Anstelle dessen werden Sie vom erfrischenden, belebenden Duft dieser Deos verwöhnt.

Zugleich muss aber auch gesagt werden, dass die in diesem Buch beschriebenen Deodorants vielen im Handel erhältlichen Deos in ihrer Wirksamkeit und Wirkungsdauer nachstehen, da sie keinerlei Antitranspirantien enthalten – also keine Stoffe, die den Körper am Schwitzen hindern. Schwitzen ist für unseren Organismus jedoch sehr wichtig, weil der Körper auf diese Weise für einen körpereigenen Temperaturausgleich sorgt und dadurch immer wieder abkühlt. Zudem fördert der Schweiß den Ausstoß von Giftstoffen, erfüllt also bedeutende Aufgaben, denen man nicht entgegenarbeiten sollte.

Für die Mundspülungen gelangen ebenfalls ausschließlich natürliche Ingredienzien und ätherische Öle zur Anwendung, die für frischen Atem und gesundes Zahnfleisch sorgen. Durch ihre Heilwirkung hemmen die ätherischen Öle das Bakterienwachstum, verhindern die Entstehung von Infektionen und Entzündungen im Mund oder am Zahnfleisch, wie zum Beispiel Gingivitis oder Aphthen, beziehungsweise fördern sie den Heilungsprozess nach Auftreten dieser Probleme.

Selbst gemachte Aftershaves sind das ideale Geschenk für die Männer in Ihrem Leben. Aftershaves klären die Haut nach der Rasur, helfen bei Rötungen und irritierter Haut und schließen die Poren. Bei der Wahl der ätherischen Öle für die Aftershaves kommt nicht nur zum Tragen, dass man selbst je nach persönlicher Vorliebe entscheidet, wie das Aftershave duften soll, sondern man hat auch die Möglichkeit, die Öle auf die Bedürfnisse der Haut abzustimmen. So empfehlen sich bei Jugendlichen, die gerade einmal ihre ersten Rasiererfahrungen sammeln, deren Haut zart und empfindlich ist und die altersbedingt meist mit Akne zu kämpfen haben, Öle, die all diesen Umständen Rechnung tragen.

Augenspülungen und Augenkompressen verschaffen müden, geröteten und brennenden Augen Linderung. Eine regelmäßige Anwendung dieser natürlichen Augenspülungen kann auch dem Auftreten von Augenentzündungen, wie zum Beispiel Konjunktivitis, vorbeugen. Denken Sie dabei bitte immer daran, ätherische Öle nie unverdünnt in die Augen oder auf die Augenpartie aufzutragen! Bei den hier beschriebenen Rezepturen für Augenspülungen und -kompressen kommen anstelle ätherischer Öle Kräutertees und Blütenwasser zum Einsatz – beides äußerst milde Substanzen, die dem Auge keinerlei Schaden zufügen.

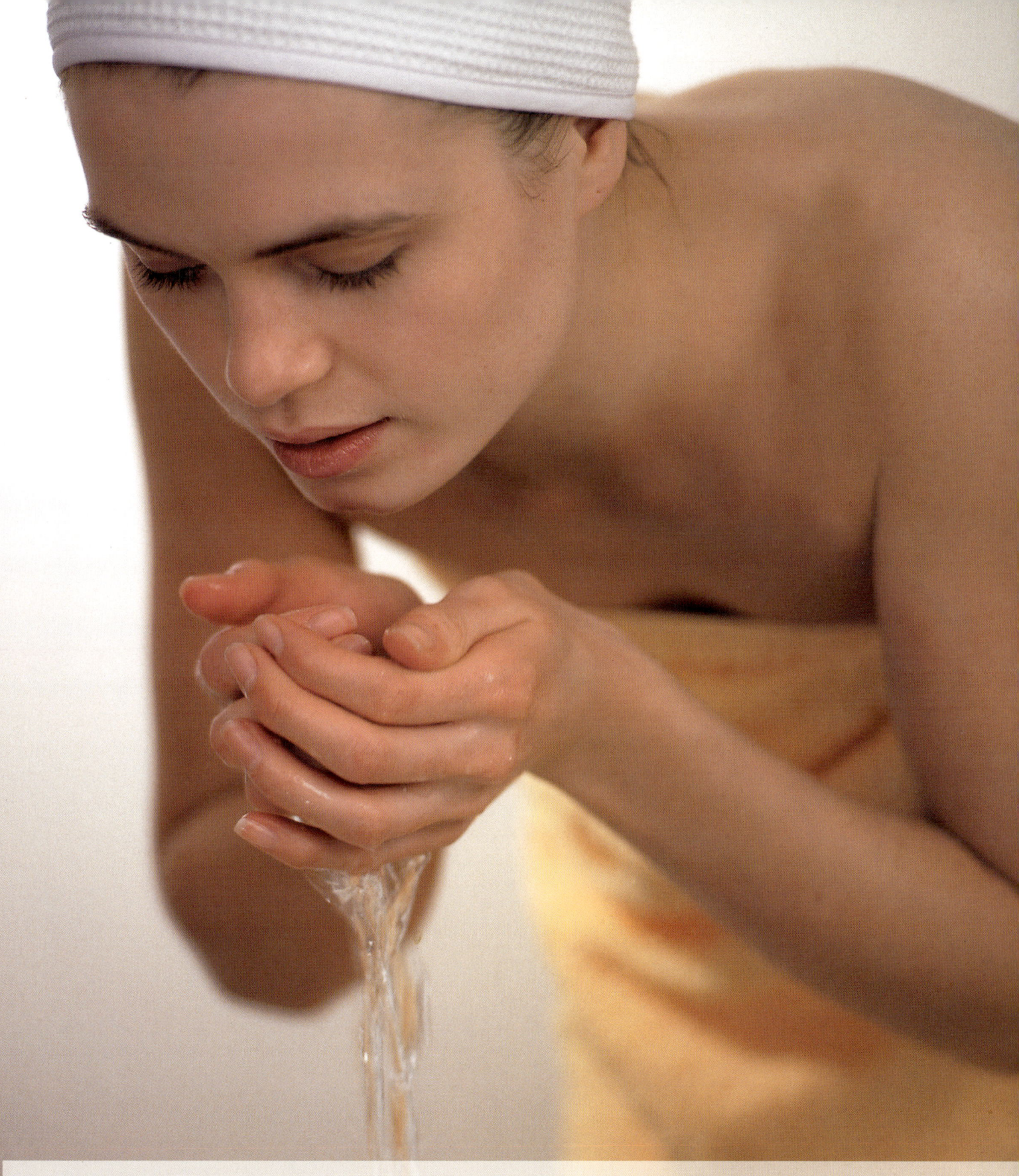

Tipp: Wenn Sie sich für selbst gemachte Deodorants entscheiden, kann es notwendig werden, sich sowohl die Achselhöhlen öfter als üblich zu waschen als auch das Deo mehrmals am Tag aufzutragen. In Anbetracht dessen, dass es sich dabei um reine Naturkosmetik handelt, ist dies jedoch ein geringer Preis, den es zu zahlen gilt.

Tipp: *Die schweißhemmende Wirkung des Zypressenöls macht das Geranien-Zypressen-Deodorant auch zum idealen Mittel bei Schweißfüßen.*

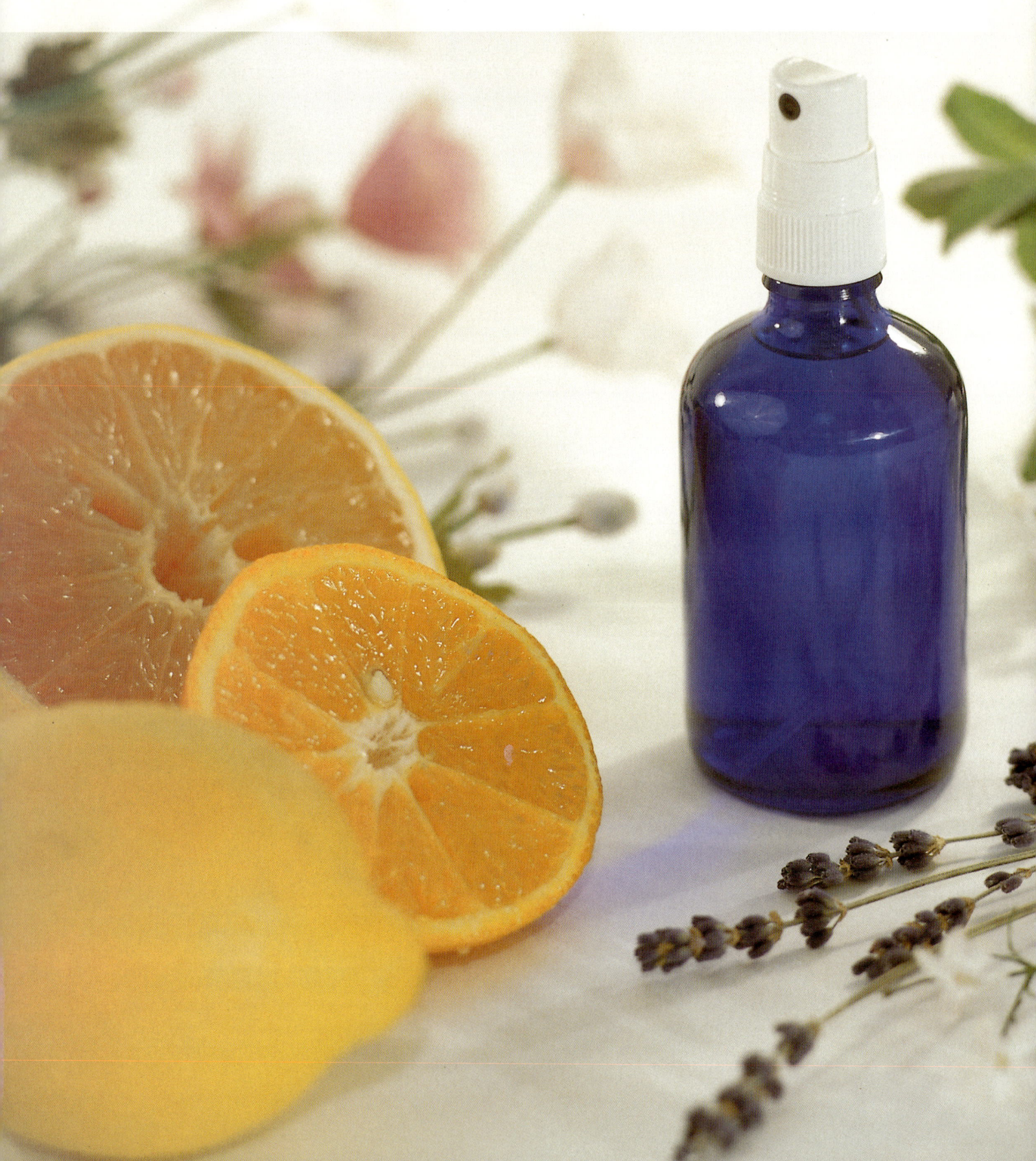

Deodorants

Ein Blick zurück auf die Geschichte von Parfüm und Deodorant zeigt, dass die Körperhygiene erst Bedeutung erlangte, als das Parfümieren persönlicher Gegenstände, wie Handschuhe, Bettüberzüge oder Kleidung, bereits Einzug in das Leben der Menschen gehalten hatte. Tatsächlich war es so, dass das Waschen des Körpers eher als Ärgernis, denn als selbstverständlicher und notwendiger Bestandteil des täglichen Lebens angesehen wurde. Diese Einstellung erfuhr erst mit der Entstehung der modernen Sanitäreinrichtungen einen Wandel.

Deos und Parfüms wurden daher dazu verwendet, um unangenehme Körpergerüche zu überspielen – eine Aufgabe, die Deos auch heute noch erfüllen. Die im Folgenden beschriebenen Deodorants bestehen gänzlich aus natürlichen, pflanzlichen Inhaltsstoffen, die ihre erfrischende und reinigende Wirkung in vollkommener Harmonie mit dem Körper entfalten können.

Rosengeranien-Zypressen-Deodorant

Dieses Deo besteht aus einer klassischen Kombination ätherischer Öle mit deodorierenden Eigenschaften. Die Rosengeranie findet wegen ihres angenehmen, süßlich-blumigen Dufts sowie der adstringierenden und antiseptischen Wirkung wegen häufig Verwendung bei der Herstellung von Hautpflegeprodukten. Die Zypresse hilft dabei, übermäßige Schweißbildung einzubremsen, und verleiht dem Deodorant ein leicht holziges Aroma. Dieser klassische Duft mit der Mischung aus blumiger, zitroniger und holziger Note, wirkt intensiv erfrischend und eignet sich gleichermaßen für Frauen wie für Männer.

Das wird gebraucht
1 Teelöffel hochprozentiger Wodka
10 Tropfen Rosengeranienöl
10 Tropfen Zypressenöl
8 Tropfen Bergamotteöl
5 Tropfen Neroliöl
4 Tropfen Lavendelöl
3 Tropfen Schwarzpfefferöl
4 Esslöffel (40 ml) Hamamelisextrakt
2 Esslöffel (25 ml) Kornblumenwasser
2 Esslöffel (25 ml) Orangenblütenwasser

So wird's gemacht

1. Eine 100-ml-Sprühflasche aus Glas mit hochprozentigem Wodka füllen. Vorsichtig tropfenweise die einzelnen ätherischen Öle einträufeln. Das Fläschchen gründlich durchschütteln, bis sich alle Öle im Alkohol gelöst haben.

2. Nun – wenn nötig mittels eines Trichters – zuerst den Hamamelisextrakt und dann die beiden Blütenwässer hinzufügen und das Fläschchen erneut gut schütteln.

3. Die Flasche beschriften, und fertig ist das Deodorant!

4. Das Fläschchen jedes Mal vor dem Gebrauch gut schütteln, um sicherzustellen, dass die ätherischen Öle in der Mixtur vollständig aufgelöst sind.

Zitronen-Kräuter-Deodorant

Bei diesem sanften, antibakteriell wirkenden Deo kommen einige der wirkungsvollsten deodorierenden ätherischen Öle, wie zum Beispiel Bergamotte-, Thymian- und Muskatellersalbeiöl, zum Einsatz. In Kombination mit Blütenwasser und Hamamelis entsteht ein erfrischender Deospray, der sich mit seinem angenehmen Frischeduft sowohl für Männer als auch für Frauen eignet.

Das wird gebraucht
1 Teelöffel hochprozentiger Wodka
10 Tropfen Bergamotteöl
8 Tropfen Muskatellersalbeiöl
7 Tropfen Thymianöl
5 Tropfen Rosenholzöl
5 Tropfen Zitronenöl
3 Tropfen Lavendelöl
2 Tropfen Mandarinenöl
4 Esslöffel (40 ml) Hamamelisextrakt
2 Esslöffel (25 ml) Lindenblütenwasser
2 Esslöffel (25 ml) Orangenblütenwasser

So wird's gemacht

1 Eine 100-ml-Sprühflasche aus Glas mit hochprozentigem Wodka füllen. Vorsichtig tropfenweise die einzelnen ätherischen Öle einträufeln. Das Fläschchen gründlich durchschütteln, bis sich alle Öle im Alkohol gelöst haben.

2 Nun – wenn nötig mittels eines Trichters – zuerst den Hamamelisextrakt und dann die beiden Blütenwässer hinzufügen und das Fläschchen erneut gut schütteln.

3 Die Flasche beschriften, und fertig ist das Deodorant!

4 Das Fläschchen jedes Mal vor dem Gebrauch gut schütteln, um sicherzustellen, dass die ätherischen Öle in der Mixtur vollständig aufgelöst sind.

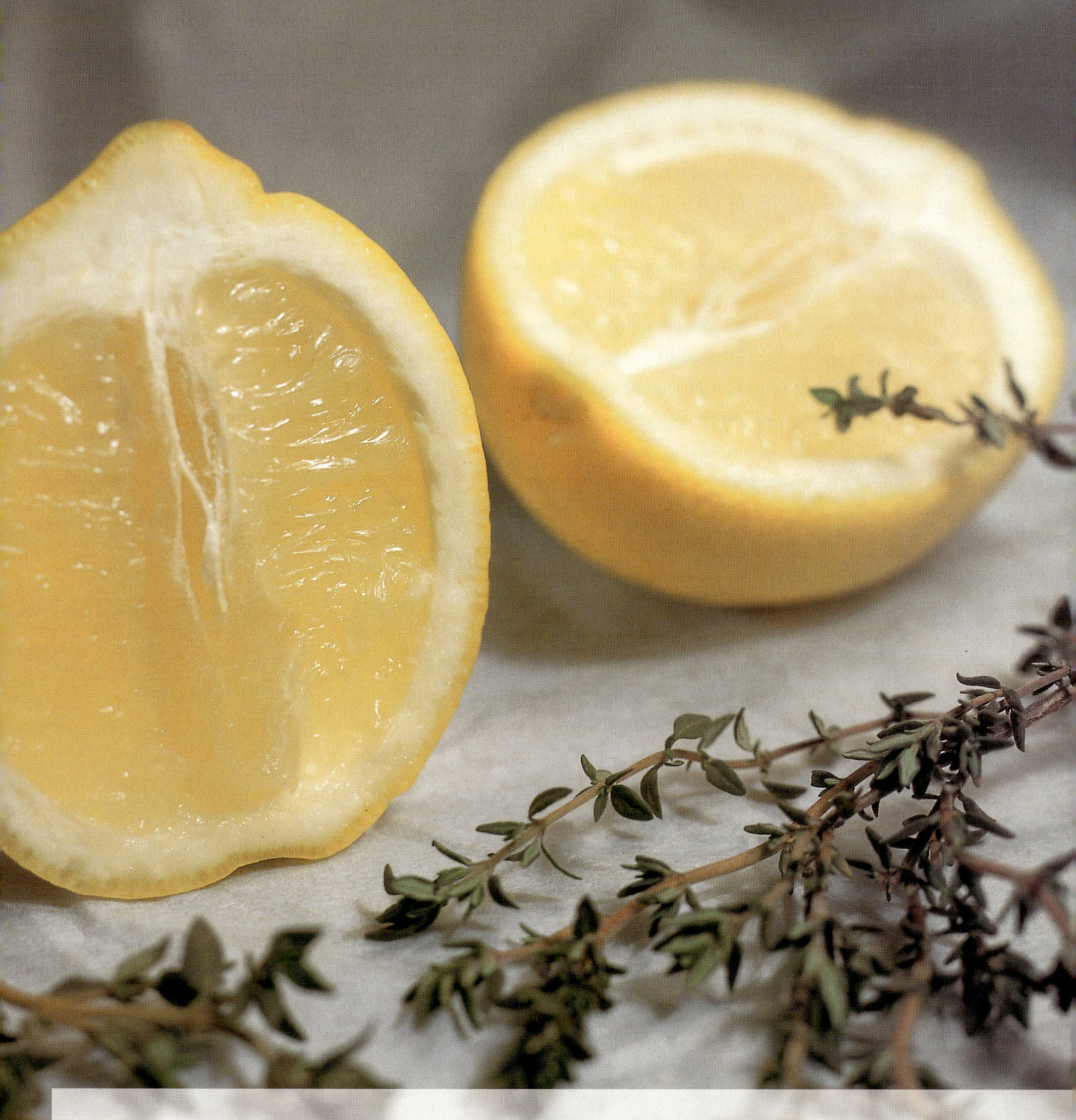

Wussten Sie, ... *dass sich die Männer des antiken Volks der Assyrer ihre Bärte mit deodorierenden Substanzen einrieben?*

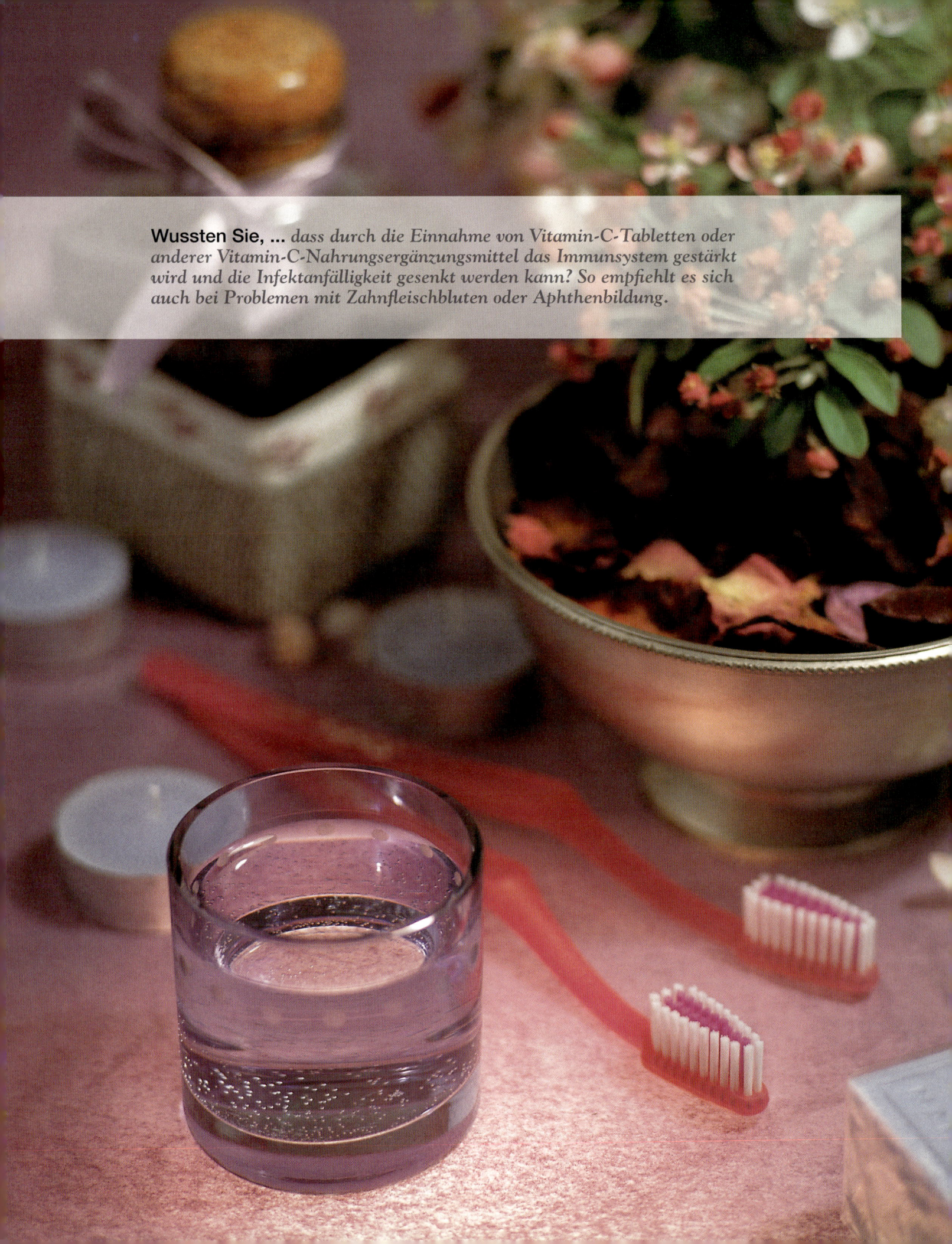

Wussten Sie, ... *dass durch die Einnahme von Vitamin-C-Tabletten oder anderer Vitamin-C-Nahrungsergänzungsmittel das Immunsystem gestärkt wird und die Infektanfälligkeit gesenkt werden kann? So empfiehlt es sich auch bei Problemen mit Zahnfleischbluten oder Aphthenbildung.*

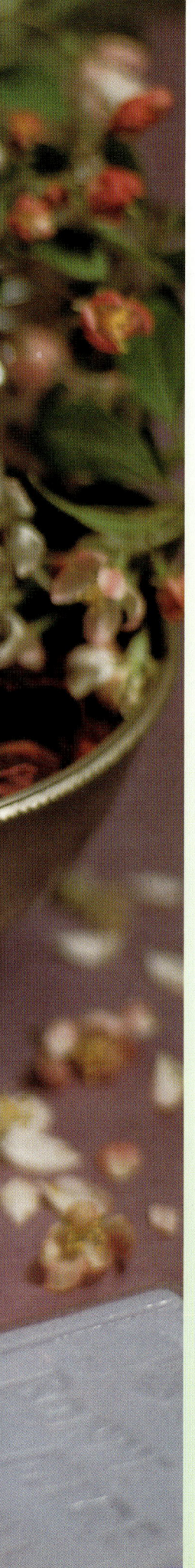

Mundspülungen

Die tägliche Mundspülung hält das Zahnfleisch gesund und sorgt für einen frischen Atem. Außerdem beugt es der Kariesbildung vor. Aus diesem Grunde sollten Mundspülungen und Gurgelwasser zusätzlich zu Zahnpasta und Zahnseide Bestandteil der täglichen Zahnhygiene sein.

Es gibt bestimmte ätherische Öle, die in besonders wirkungsvoller Weise zur Pflege des Zahnfleisches beitragen. So wird zur Herstellung von Zahnpasta und Mundspülungen zum Beispiel oft Myrrhe verwendet, da diese bei Zahnfleischproblemen und Aphthen hervorragende Dienste leistet. Ein weiterer empfehlenswerter Bestandteil von Mundspülungen und Gurgelwasser ist Fenchelöl, das für frischen, leicht süßen Atem sorgt und bei Zahnfleischentzündungen hilft. In Kombination mit Pfefferminzöl wirkt das Fenchelöl dem bitteren Geschmack der Myrrhe entgegen.

Denken Sie bei der Anwendung der folgenden beiden Mundspülungen bitte immer daran, die Spülung nach dem Gurgeln nicht hinunterzuschlucken, sondern auszuspucken, da beide Mundspülungen ätherische Öle enthalten, die nicht zur inneren Anwendung gedacht sind.

Myrrhe-Minz-Mundspülung

Die ideale Mundspülung bei Zahnfleischbluten und Neigung zur Aphtenbildung. Die Wirkung dieser Mundspülung kann dadurch verstärkt werden, dass Sie vor oder nach der Spülung eine geringe Menge Myrrhetinktur auf die betroffenen Stellen auftragen. Träufeln Sie zu diesem Zweck ein oder zwei Tropfen unverdünnte Myrrhetinktur auf die Fingerspitze und reiben Sie dann die betroffene Stelle damit ein. Es brennt zwar kurz und schmeckt sehr bitter, lohnt sich aber auf jeden Fall.

Das wird gebraucht
6 Esslöffel (90 ml) hochprozentiger Brandy oder Wodka
10 Tropfen Myrrheöl
10 Tropfen Pfefferminzöl
2 Tropfen Zitronenöl
1 Tropfen Thymianöl

So wird's gemacht

1 Den Brandy oder Wodka in eine 100-ml-Glasflasche füllen. Tropfenweise die ätherischen Öle hinzufügen und das Fläschchen gründlich durchschütteln, bis sich alle Öle im Alkohol aufgelöst haben.

2 Nun das Fläschchen beschriften, und fertig ist die Mundspülung. Pro Anwendung zwei oder drei Teelöffel der Mundspülung in ein halbvoll mit warmem Wasser gefülltes kleines Glas geben und gut umrühren.

Frische Fenchel-Mundspülung

Das saubere, frische, kräutrige Fenchelaroma dieser würzigen Mundspülung wird durch das fruchtige Grapefruitöl ausgeglichen. Fenchel weist überdies einen leicht anisähnlichen Geschmack auf. Die reinigende und gesundheitsfördernde Wirkung des Fenchels prädestiniert diese Pflanze für die Verwendung in Mundspülungen.

Das wird gebraucht
6 Esslöffel (90 ml) hochprozentiger Brandy oder Wodka
10 Tropfen Fenchelöl
10 Tropfen Grapefruitöl
2 Tropfen Thymianöl
1 Tropfen Kamillenöl

So wird's gemacht

1 Den Brandy oder Wodka in eine 100-ml-Glasflasche füllen. Tropfenweise die ätherischen Öle hinzufügen und das Fläschchen gründlich durchschütteln, bis sich alle Öle im Alkohol aufgelöst haben.

2 Nun das Fläschchen beschriften, und fertig ist die Mundspülung. Pro Anwendung zwei oder drei Teelöffel der Mundspülung in ein halbvoll mit warmem Wasser gefülltes kleines Glas geben und gut umrühren.

Wussten Sie dass, ... *dass der Verlust von Zähnen bei den meisten Menschen nicht auf schlechte Zähne sondern auf Zahnfleischprobleme zurückzuführen ist? Einer sorgfältigen Zahnfleischpflege ist daher höchste Beachtung beizumessen.*

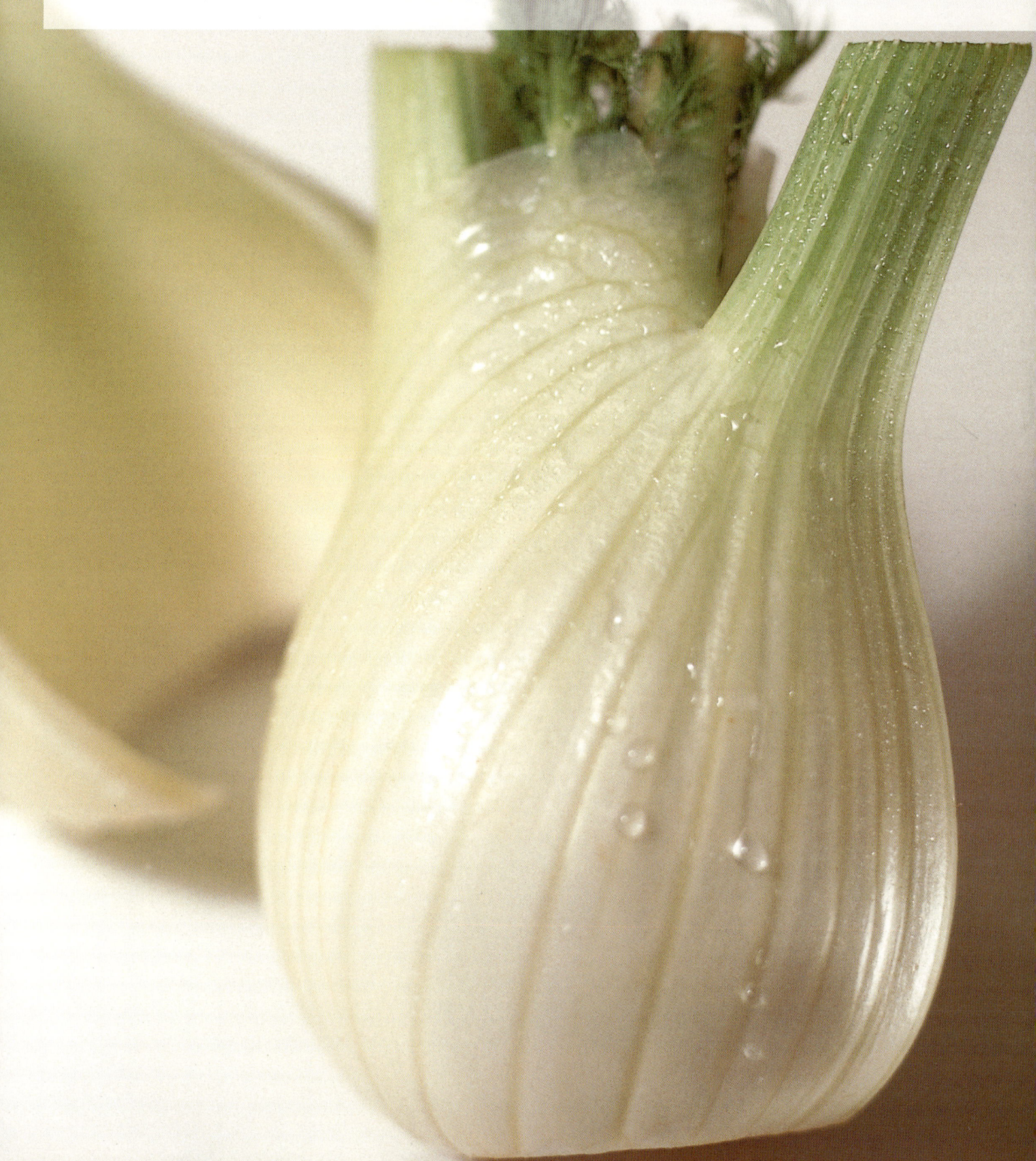

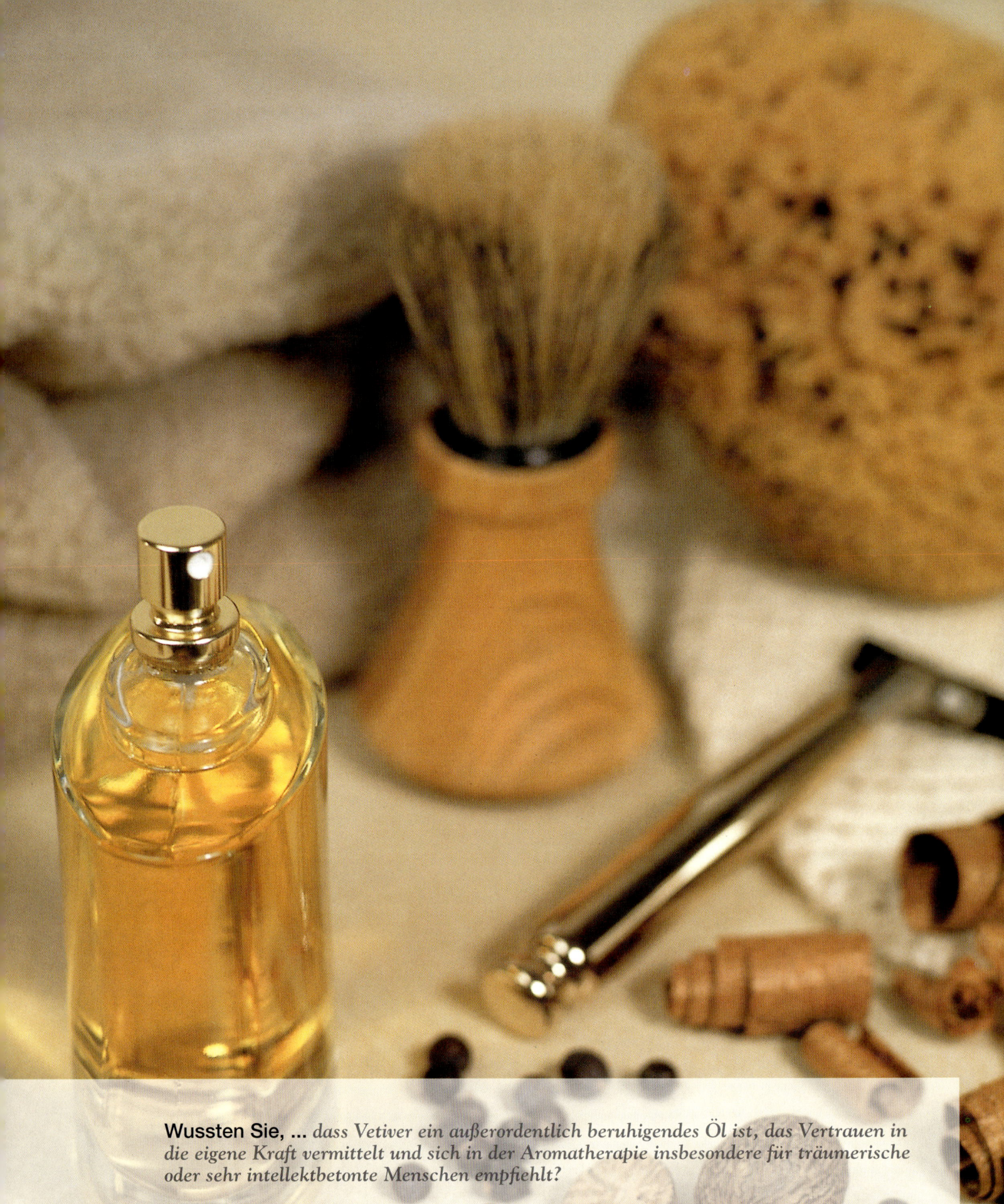

Wussten Sie, ... *dass Vetiver ein außerordentlich beruhigendes Öl ist, das Vertrauen in die eigene Kraft vermittelt und sich in der Aromatherapie insbesondere für träumerische oder sehr intellektbetonte Menschen empfiehlt?*

Aftershaves

Diese selbst hergestellten Aftershaves eignen sich im Speziellen für Männer mit empfindlicher Haut sowie für Jugendliche, die gerade ihre ersten Rasiererfahrungen sammeln. Diese Aftershaves sind zum einen zwar wirkungsvoll, zugleich aber auch sehr sanft zur Haut und verhindern das Brennen nach der Rasur beziehungsweise halten es in Grenzen. Die vielfältigen holzig und äußerst maskulin duftenden ätherischen Öle überzeugen sogar den männlichsten Mann davon, diese Aftershaves zu benutzen.

Manche der im Handel erhältlichen Aftershaves haben einen herb-aufdringlichen Duft. Bei den folgenden Rezepturen kommen ausschließlich naturreine ätherische Öle als Parfümierungsstoffe zum Einsatz, die sich durch einen angenehm zarten und subtilen Duft auszeichnen. Darüber hinaus wirken diese Aftershaves klärend, schließen die Poren und schonen die Haut.

Sandelholz-Vetiver-Aftershave

Sandelholzöl ist aufgrund seines süßen, holzigen und moschusartigen Aromas eines der beliebtesten ätherischen Öle für die Herstellung von Aftershave. Es wirkt antibakteriell und beruhigt die Haut nach der Rasur. Vetiver hat ein volles, erdiges Aroma, das in Kombination mit Sandelholz einen starken, maskulinen Duft erzeugt. Dieses Aftershave eignet sich für alle Hauttypen und ist auch für junge Männer passend, die mit täglichen Rasuren gerade beginnen.

Das wird gebraucht
1 1/2 Esslöffel (20 ml) hochprozentiger Wodka
8 Tropfen Sandelholzöl
6 Tropfen Vetiveröl
3 Tropfen Neroliöl
4 Esslöffel (50 ml) Hamamelisextrakt
6 1/2 Esslöffel (100 ml) Rosenwasser

So wird's gemacht

1 Den Wodka in eine 200-ml-Glasflasche füllen. Tropfenweise die einzelnen ätherischen Öle hinzufügen und die Flasche so lange schütteln, bis sich die ätherischen Öle gründlich mit dem Alkohol vermischt haben.

2 Nun den Hamamelisextrakt hinzufügen und erneut gut schütteln. Dann das Rosenwasser beimengen und das Fläschchen nochmals gründlich schütteln.

3 Die Flasche beschriften, und fertig ist das Sandelholz-Vetiver-Aftershave!

4 Das Fläschchen jedes Mal vor dem Gebrauch gut schütteln, um sicherzustellen, dass die ätherischen Öle mit den anderen Ingredienzien vollständig vermischt sind.

Zedernholz-Wacholder-Aftershave

Von allen ätherischen Ölen ist das Zedernholzöl bei Männern das beliebteste und findet sich in zahlreichen Toilettenartikeln für Männer. Die adstringierenden und antibakteriellen Eigenschaften des Zedernholzöls sowie dessen maskuliner Duft machen es zum idealen Inhaltsstoff für selbst gemachte Aftershaves. Zypresse und Wacholder verleihen dem Aftershave zusätzlich ein volles, holziges Aroma.

Das wird gebraucht
- 1 1/2 Esslöffel (20 ml) hochprozentiger Wodka
- 8 Tropfen Zedernholzöl
- 6 Tropfen Zypressenöl
- 3 Tropfen Wacholderöl
- 4 Esslöffel (50 ml) Hamamelisextrakt
- 6 1/2 Esslöffel (100 ml) Orangenblütenwasser

So wird's gemacht

1 Den Wodka in eine 200-ml-Glasflasche füllen. Tropfenweise die einzelnen ätherischen Öle hinzufügen und die Flasche so lange schütteln, bis sich die ätherischen Öle gründlich mit dem Alkohol vermischt haben.

2 Nun den Hamamelisextrakt hinzufügen und erneut gut schütteln. Dann das Orangenblütenwasser beimengen und das Fläschchen nochmals gründlich schütteln.

3 Die Flasche beschriften, und das Aftershave ist gebrauchsfertig!

4 Das Fläschchen jedes Mal vor dem Gebrauch gut schütteln, um sicherzustellen, dass die ätherischen Öle mit den anderen Ingredienzien vollständig vermischt sind.

Wussten Sie, ... *dass der große Anklang des Wacholderöls als Inhaltsstoff für Männertoilettenartikel unter anderem auf seine kühlenden, erfrischenden Eigenschaften zurückzuführen ist?*

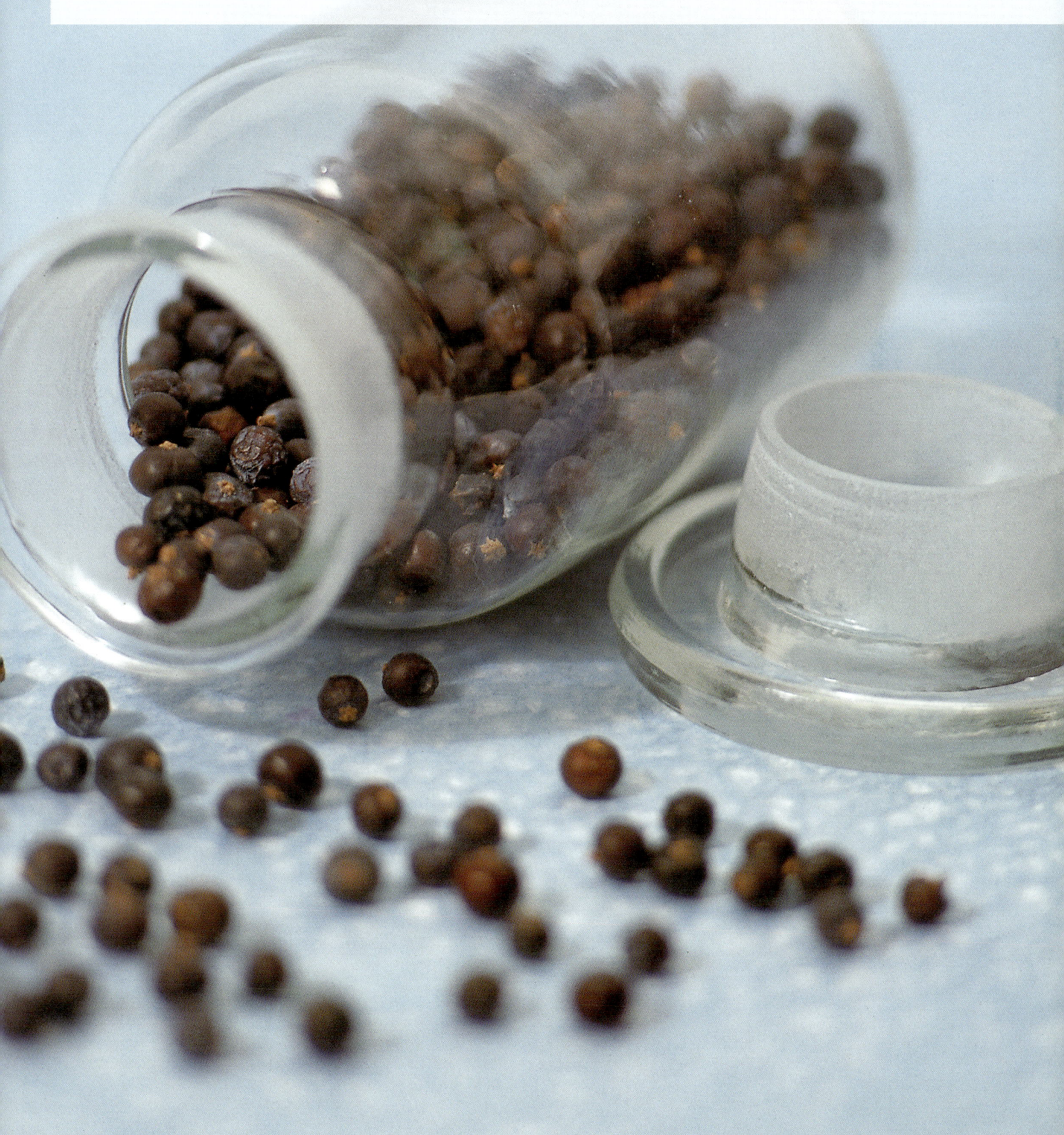

Tipp: *Augeninfektionen sind höchst ansteckend. Sollte lediglich ein Auge von einer Infektion betroffen sein, achten Sie stets darauf, nicht ein- und dieselbe Augenspülung für beide Augen zu benutzen, sondern jedes Auge mit einer frischen Spülung zu behandeln. Diese Vorgehensweise ist freilich auch bei nichtinfizierten Augen empfehlenswert.*

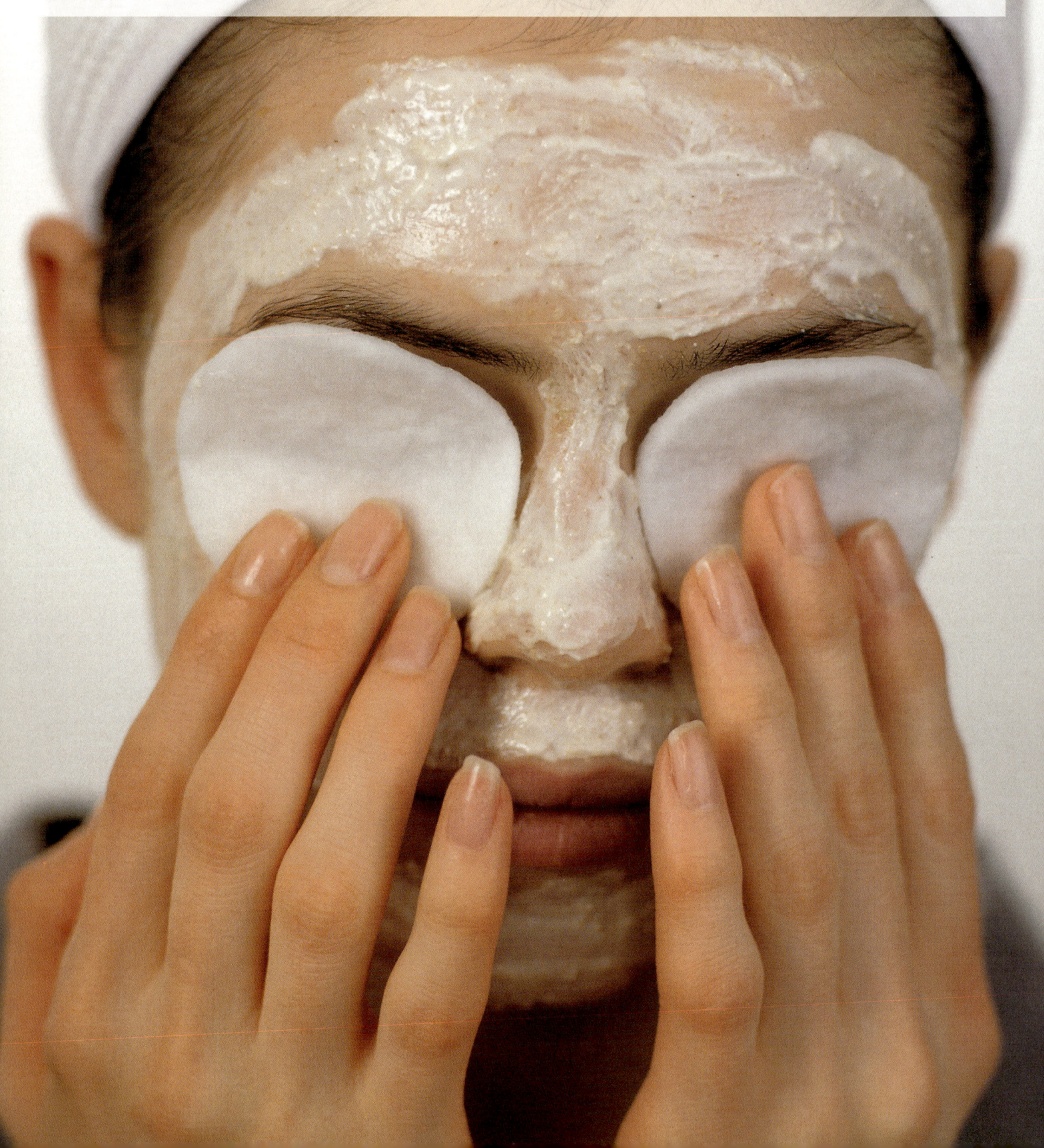

Augenspülungen und Augenkompressen

Wenn sich Ihre Augen müde anfühlen, brennen oder gerötet sind oder Sie unter einer leichten Augenentzündung, wie etwa einer Bindehautentzündung, leiden, können Sie diese negativen Symptome mittels Augenspülungen und Augenkompressen auf Kräutertee- und Blütenwasserbasis auf natürliche Weise lindern. Die Ingredienzien für die folgenden einfachen Rezepturen sind vielerorts erhältlich. Sollten Sie es einmal sehr eilig haben oder besonders ungeduldig sein, dann spülen Sie Ihre Augen einfach mit Rosenwasser aus und legen danach Kompressen aus gebrauchten, abgekühlten Kamillenteebeuteln auf – das zeigt meist auch gute Wirkung.

Als Alternative bieten sich homöopathische Euphrasia-Augentropfen (Anm. d. Ü.: Euphrasia officinalis = Großer Augentrost) an. Sie können dafür drei bis vier Tropfen des Mittels in abgekühltes abgekochtes Wasser träufeln und die Augen mit diesem Wasser ausspülen. Euphrasia ist auch in Globuliform erhältlich.

Augentrost-Kamillen-Spülung

Bio-Kamillentee und Kornblumenwasser ergeben eine kühlende, erfrischende Augenspülung, deren heilende Wirkung durch die Beigabe des (destillierten) Augentrostwassers noch verstärkt wird. Die Verwendung von Kornblumenwasser zur Spülung und Belebung der Augen hat eine lange Tradition. Das Ergebnis: erfrischte und gekühlte Augen.

Das wird gebraucht
1 Bio-Kamillenteebeutel
kochendes Wasser für den Kamillentee
1 Esslöffel (10 ml) Kornblumenwasser
4 Tropfen Augentrostwasser

So wird's gemacht

1 Eine Tasse Kamillentee zubereiten und für 15 Minuten ziehen lassen.

2 Einen Esslöffel (10 ml) Kamillentee in ein 25-ml-Glasfläschchen füllen. Den restlichen Tee können Sie trinken.

3 Das Kornblumenwasser hinzufügen und das Fläschchen gut schütteln. Nun das Augentrostwasser beigeben und erneut gründlich schütteln.

4 Die Augenspülung ist jetzt gebrauchsfertig. Die angegebene Spülmenge reicht für eine Anwendung an beiden Augen. Für jede weitere Anwendung ist eine frische Spülmischung herzustellen.

Rosenwasser-Holunderblüten-Kompresse

Für diese kühlenden, erfrischenden Augenkompressen benötigen Sie lediglich 10 bis 15 Minuten Zeit und einen Ort, an dem Sie in Ruhe und mit geschlossenen Augen entspannen können. Die Kompressen verschaffen Linderung bei brennenden, juckenden Augen – Beschwerden, die durch die Luftverschmutzung in Großstädten und städtischen Siedlungsgebieten vielen Menschen zu schaffen machen. Die Kompressen können nach einer Augenspülung oder vollkommen unabhängig davon angewendet werden.

So wird's gemacht

1. Das Holunderblütenwasser vorsichtig in ein kleines Fläschchen gießen und danach das Rosenwasser hinzufügen. Gründlich schütteln.

2. Die Wattepads mit der Mixtur tränken und auf die geschlossenen Augen auflegen. 10 bis 15 Minuten in zurückgelehntem Zustand entspannen.

Das wird gebraucht
2 Tropfen Holunderblütenwasser
1 Esslöffel (10 ml) Rosenwasser
2 Wattepads

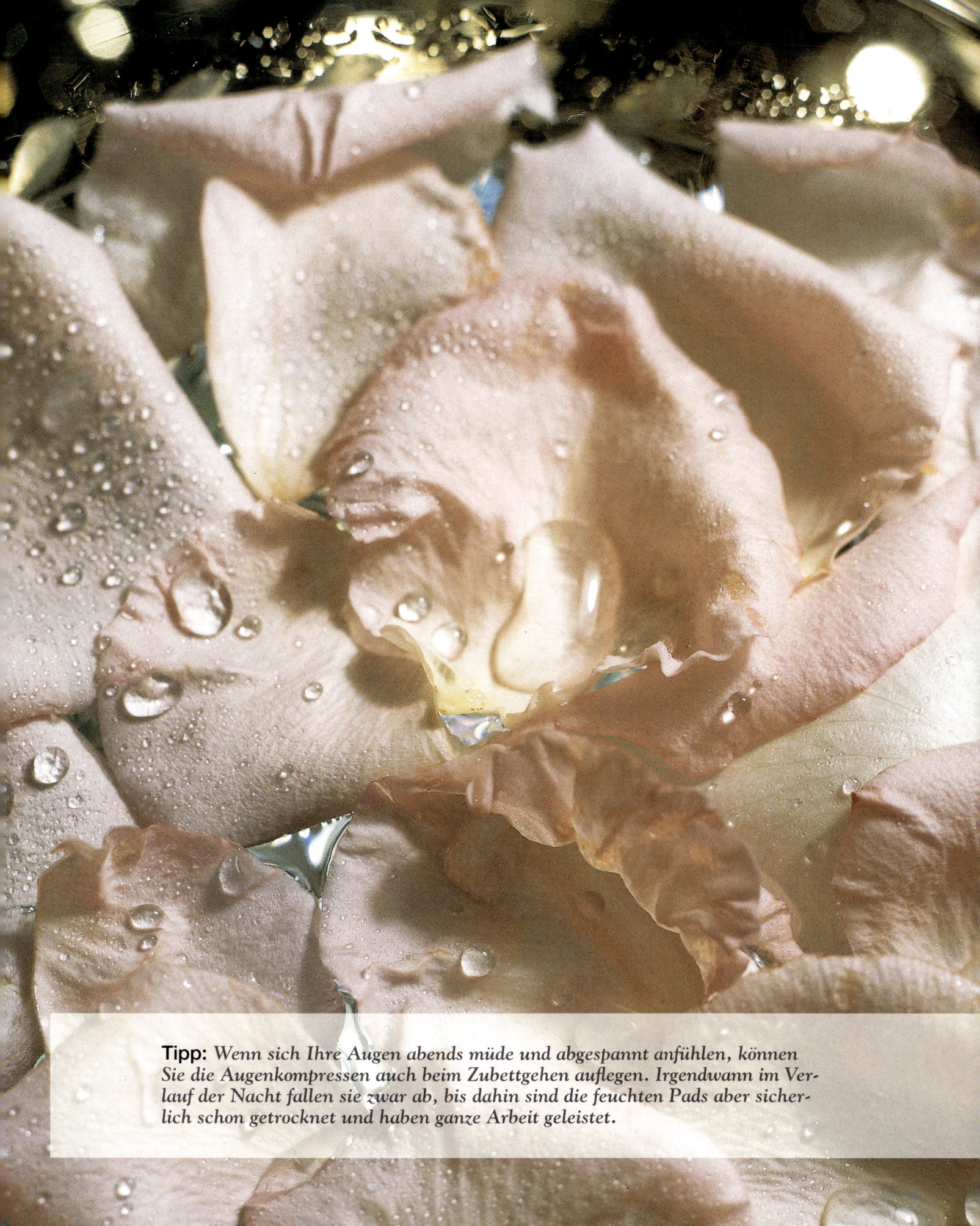

Tipp: *Wenn sich Ihre Augen abends müde und abgespannt anfühlen, können Sie die Augenkompressen auch beim Zubettgehen auflegen. Irgendwann im Verlauf der Nacht fallen sie zwar ab, bis dahin sind die feuchten Pads aber sicherlich schon getrocknet und haben ganze Arbeit geleistet.*

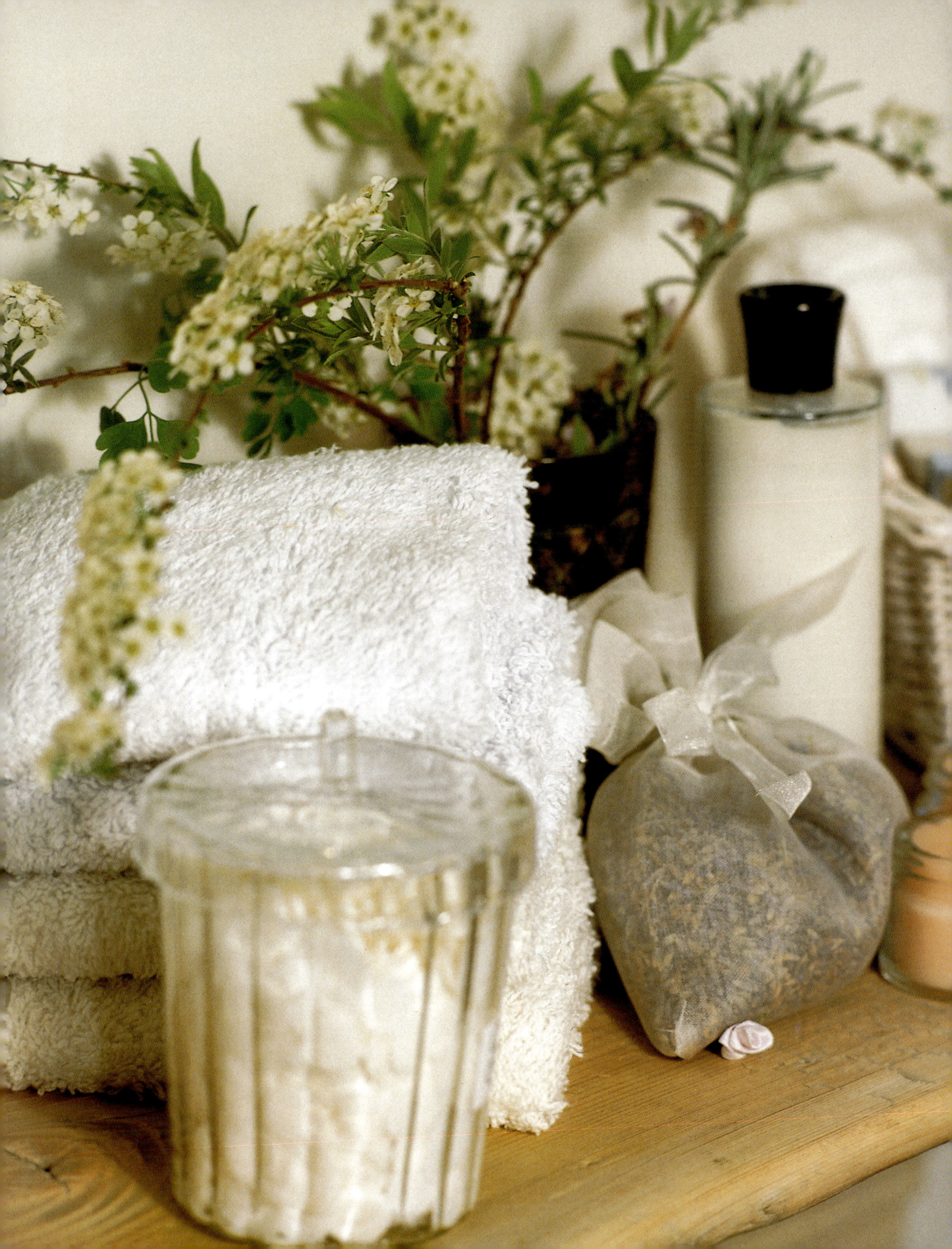

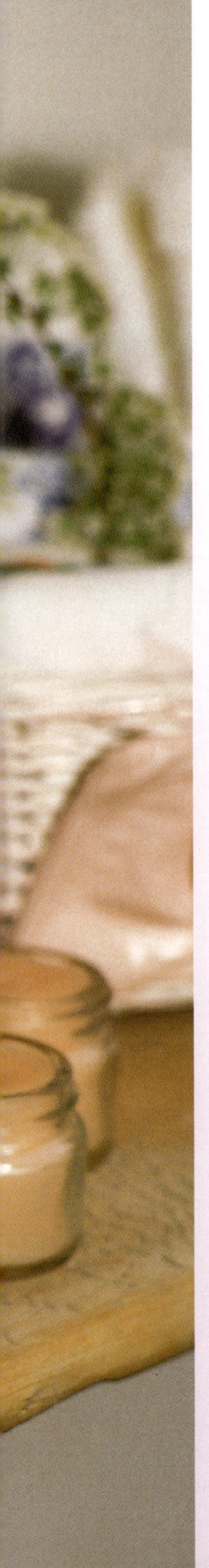

7 Über die Lagerung und Geschenkverpackung selbst gemachter Kosmetika

Wie Sie Ihre Kosmetika am besten präsentieren

Jetzt, da die herrlichen selbst gemachten Kreationen fertig sind, stellt sich die Frage, wie Sie sie am besten lagern sollten. Neben Tipps zur richtigen Aufbewahrung finden Sie im Folgenden auch die eine oder andere Verpackungsanregung, sind die selbst gemachten Kosmetika doch das ideale Geschenk für Familie und Freunde.

Selbst gemachte Pflegemittel sollten sofort nach ihrer Herstellung richtig gelagert werden. Der sorgfältigen Lagerung ist deshalb so große Bedeutung beizumessen, weil diese Kosmetika zu 100 Prozent aus natürlichen Ingredienzien bestehen und im Gegensatz zu vielen im Handel erhältlichen Pflegeprodukten weder synthetische Substanzen noch chemische Konservierungsstoffe enthalten. Aus diesem Grund sind sie auch nicht so lange haltbar wie handelsübliche Kosmetika. Die Mengenangaben in den Rezepturen sind daher bewusst niedrig gehalten, um zu gewährleisten, dass die Cremes und Wässerchen längst aufgebraucht sind, bevor sie verderben können.

Als Alternative zur Lagerung selbst gemachter Kosmetika könnten Sie die eine oder andere Kreation an Freunde und Familienangehörige verschenken! Natürliche Pflegemittel für Haut und Haar sind ideale Geschenke zur Förderung von Gesundheit und Schönheit. Mit etwas Einfallsreichtum beim Verpacken und Präsentieren lässt sich dabei ein besonders ansprechendes Ergebnis erzielen. Einige der selbst hergestellten Kosmetikprodukte, wie zum Beispiel Gesichtsmasken und Augenspülungen, sind zur sofortigen Anwendung bestimmt, und eignen sich daher leider nicht als Geschenk.

Eine Vielzahl von Cremes, Lotionen, Lippenbalsamen, Gesichtswasser und Aftershaves werden in Fläschchen und Tiegeln aus Glas aufbewahrt. Wie Ihnen bereits aufgefallen sein dürfte, wird in einigen Rezepturen die Verwendung dunkler Glasbehälter empfohlen, bei anderen wiederum kann Klarglas benutzt werden. Sollten Ihre selbst gemachten Kosmetika als Geschenke gedacht sein oder Sie sich an Ihren Kreationen auch optisch erfreuen wollen, dann machen Sie sich am besten auf die Suche nach ansprechenden und dekorativen Glasfläschchen oder -tiegeln.

Mit etwas Glück und Geduld entdecken Sie sicherlich das eine oder andere außergewöhnlich geformte und dekorative helle Glasfläschchen, das sich viel reizvoller ausmacht, als die üblichen Glasflaschen. Der Großteil dunkler Glastiegel und -flaschen wird aus bernsteinfarbenem Glas gefertigt, was den Behältnissen ein eher langweiliges Erscheinungsbild verleiht und teilweise Assoziationen von Apotheker- und Medikamentenfläschchen hervorruft. Dies können Sie vermeiden, indem Sie sich nach dunkelblauen, dunkelgrünen oder dunkelroten Glasfläschchen und -tiegeln umschauen. Möglicherweise entdecken Sie auch das eine oder andere Fläschchen aus silbern oder golden glänzendem Opalglas, das einen Hauch von Luxus vermittelt.

Kosmetika dekorativ in Szene gesetzt

Obwohl selbst gemachte Kosmetika nicht dem direkten Sonnenlicht ausgesetzt werden sollen, kann man sie sehr ansprechend in den passenden Behältnissen als dekorative Hingucker in Regalen oder auf Schminktischen und Kommoden platzieren. Wie wär's zum Beispiel mit einer kleinen Pyramide aus Glastiegelchen? Zu diesem Zweck drei Tiegel als unterste Schicht nebeneinander aufstellen, dann zwei Tiegel als Mittelbau darauf folgen lassen und als Abschluss einen einzelnen Tiegel ganz obenauf setzen. Lebendig wird so eine Pyramide, wenn Sie Glastiegel in unterschiedlichen Farben verwenden.

Verschiedenfärbige und unterschiedlich große Fläschchen, gefüllt mit Gesichtswasser oder Lotionen, machen sich, in einer Reihe aufgestellt – wobei in der Mitte der Reihe ein zur Blumenvase umfunktioniertes Fläschchen Platz findet –, ebenfalls hervorragend als Dekoration. Eine weitere Variante, um Ihre Kosmetika gelungen in Szene zu setzen, besteht darin, kleine dunkelblaue oder dunkelgrüne Gästehandtücher zusammengefaltet auf das Badezimmerregal zu legen und Fläschchen und Tiegelchen in derselben Farbe rundherum zu drapieren.

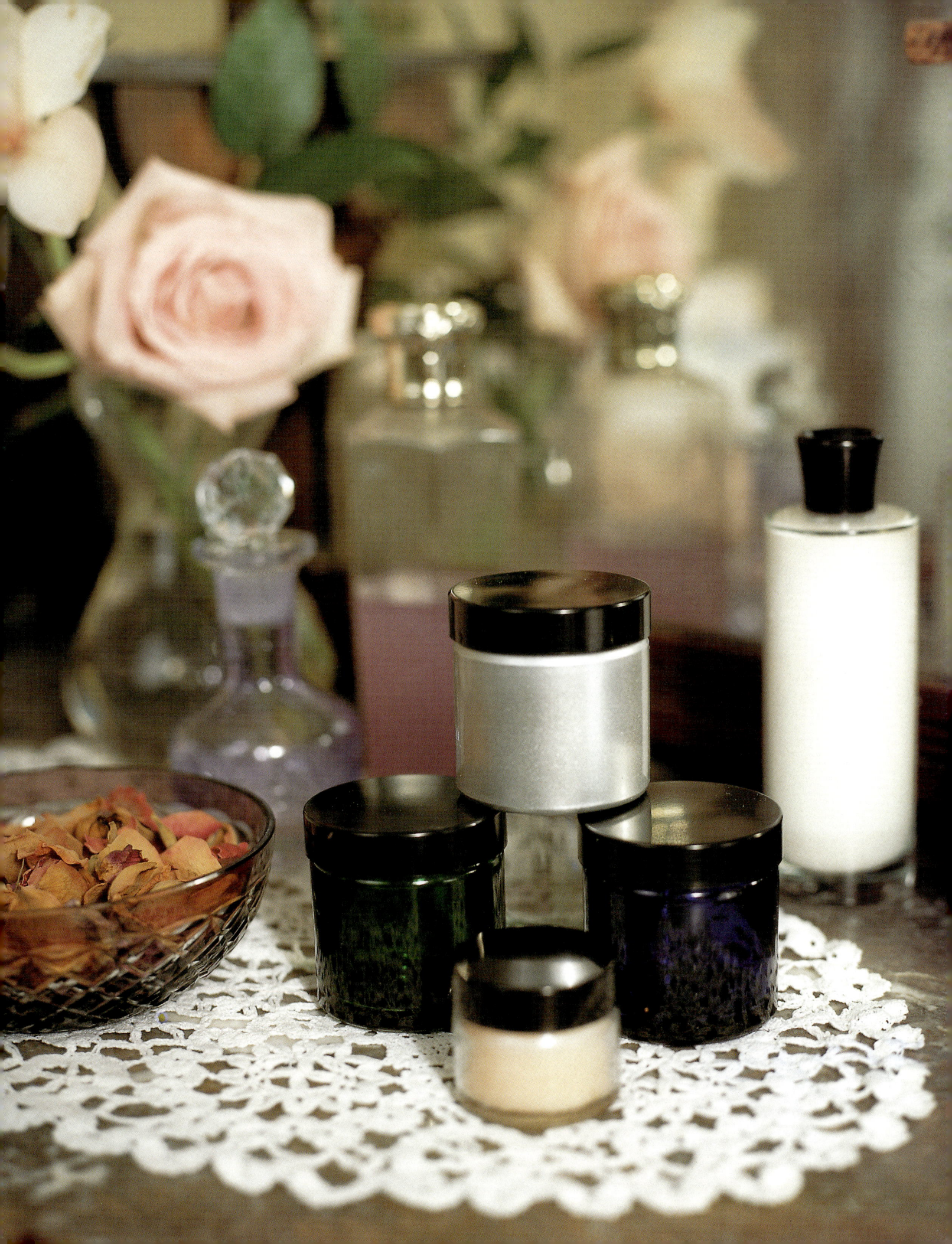

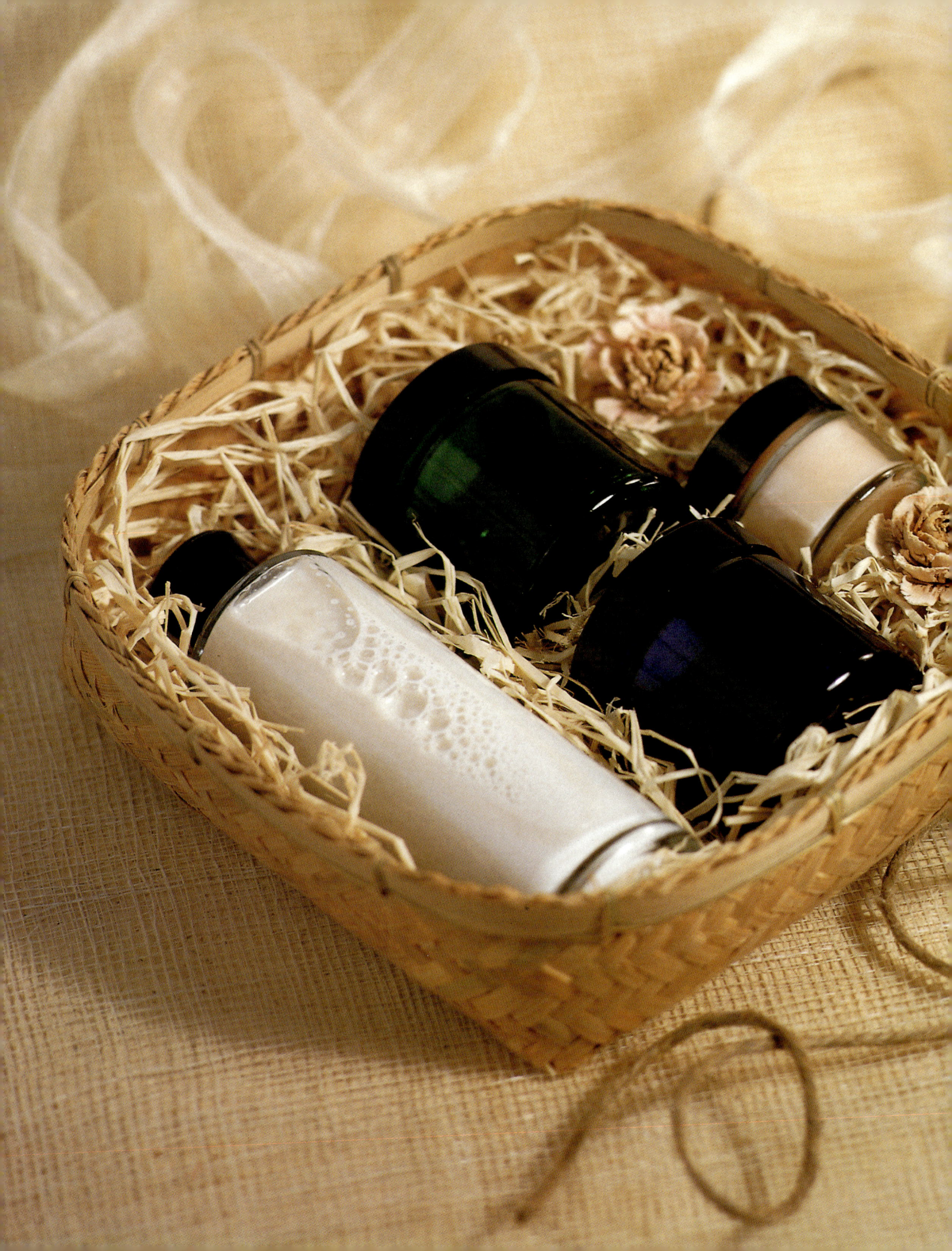

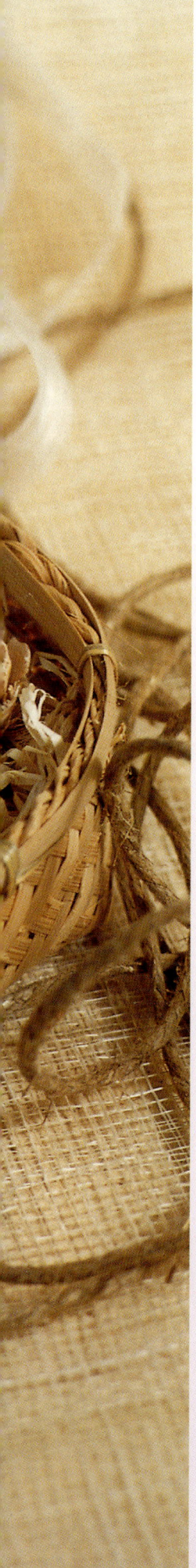

Verpackungsmöglichkeiten

Sind die selbst gemachten Kosmetika einmal fertig und in ansprechende Glasfläschchen und -tiegel gefüllt, stellt sich die Frage, wie sie am gefälligsten zu verpacken sind, um den Lieben mit den eigenen Kreationen eine Freude zu bereiten. Bei der Wahl des Verpackungsmaterials ist stets zu bedenken, dass Glasfläschchen und -tiegel nun einmal zerbrechlich sind und das Verpackungsmaterial daher so gewählt sein muss, dass es nicht reißt und die selbst gemachten Kostbarkeiten vor dem Zerbrechen schützt. Im Folgenden sind ein paar Verpackungstipps für Sie zusammengestellt.

Wellpappkarton eignet sich hervorragend zum Schutz Ihrer Cremetiegel und Flaschen. Umwickeln Sie die als Geschenk gedachte Flasche doppelt mit Wellpappkarton, befestigen Sie diesen in der Mitte mit einem Klebebandstreifen, und wickeln Sie dann ein Band, eine bunte Schnur oder eine Bastschnur um die Flasche zu einer Schleife zusammen. Zum Schluss die offenen Papierenden einfalten und mit Klebstoff oder Klebeband fixieren.

Eine Alternative zum Wellpappkarton bietet etwas stärkeres, steifes handgeschöpftes Papier, das zur Verzierung an den Enden ausgefranst oder mit einer Zickzackschere eingeschnitten werden kann. Auch bunte Papierservietten machen sich sehr hübsch, bieten jedoch aufgrund ihrer Beschaffenheit nicht den nötigen Schutz, weshalb die Glasfläschchen und -tiegel nach dem Einwickeln in die Papierservietten zusätzlich mit Wellpappkarton oder handgeschöpftem Geschenkpapier umwickelt werden sollten, um sie auf diese Weise vor dem Zerbrechen zu schützen.

Auch Schachteln aus Holz oder Karton eignen sich ausgezeichnet als dekoratives Verpackungsmaterial für Ihre Tiegel und Flaschen. Staffieren Sie die Schachteln zu diesem Zweck mit bunten Papierschnipseln, Bast oder Papierservietten aus und betten Sie Ihre Kosmetika darin ein. Um dem Ganzen den letzten Schliff zu geben, können Sie auch getrocknete Blüten in die Schachtel streuen.

Einen außerordentlichen Effekt erzielen Sie mit dem folgenden Arrangement: Nehmen Sie eine große Holzschachtel zur Hand und füllen Sie diese mit verschiedensten getrockneten Knospen und Blütenblättern. Suchen Sie nun drei oder vier Ihrer selbst gemachten Kosmetika aus, und zwar mit Augenmerk darauf, dass die gewählten Produkte gut miteinander harmonieren. Eine reizvolle Kombination wäre zum Beispiel der Honig-Rosen-Lippenbalsam (siehe S. 63) zusammen mit dem Rosen-Geranium-Wasser (siehe S. 36), der Kakaobutter-Rosen-Creme (siehe S. 47) und der hautverjüngenden Rosenbademilch (siehe S. 74). Legen Sie die gewählten Kosmetika in die mit Blütenblättern gefüllte Schachtel und verpacken Sie die Schachtel anschließend mit durchsichtigem Zellophanpapier.

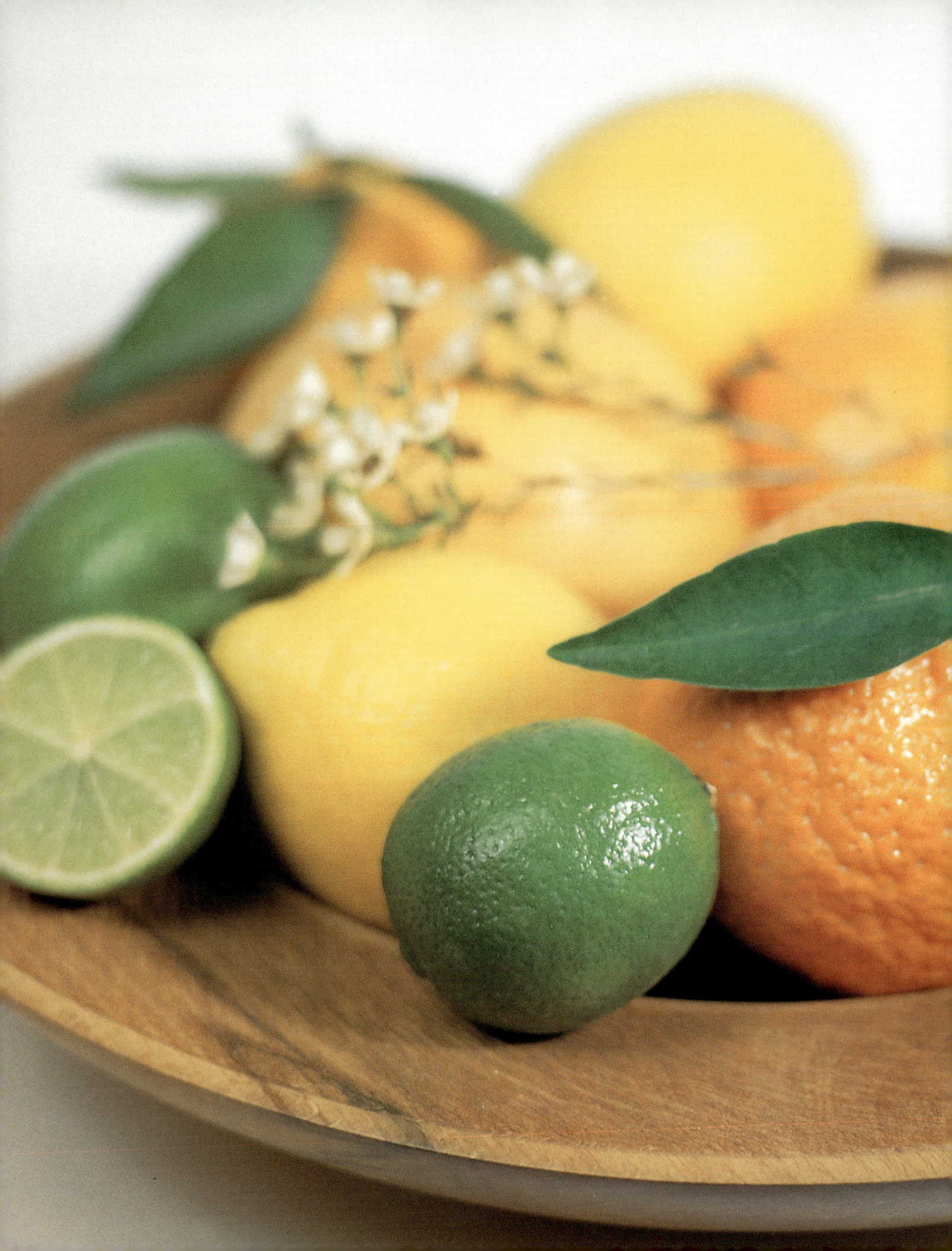

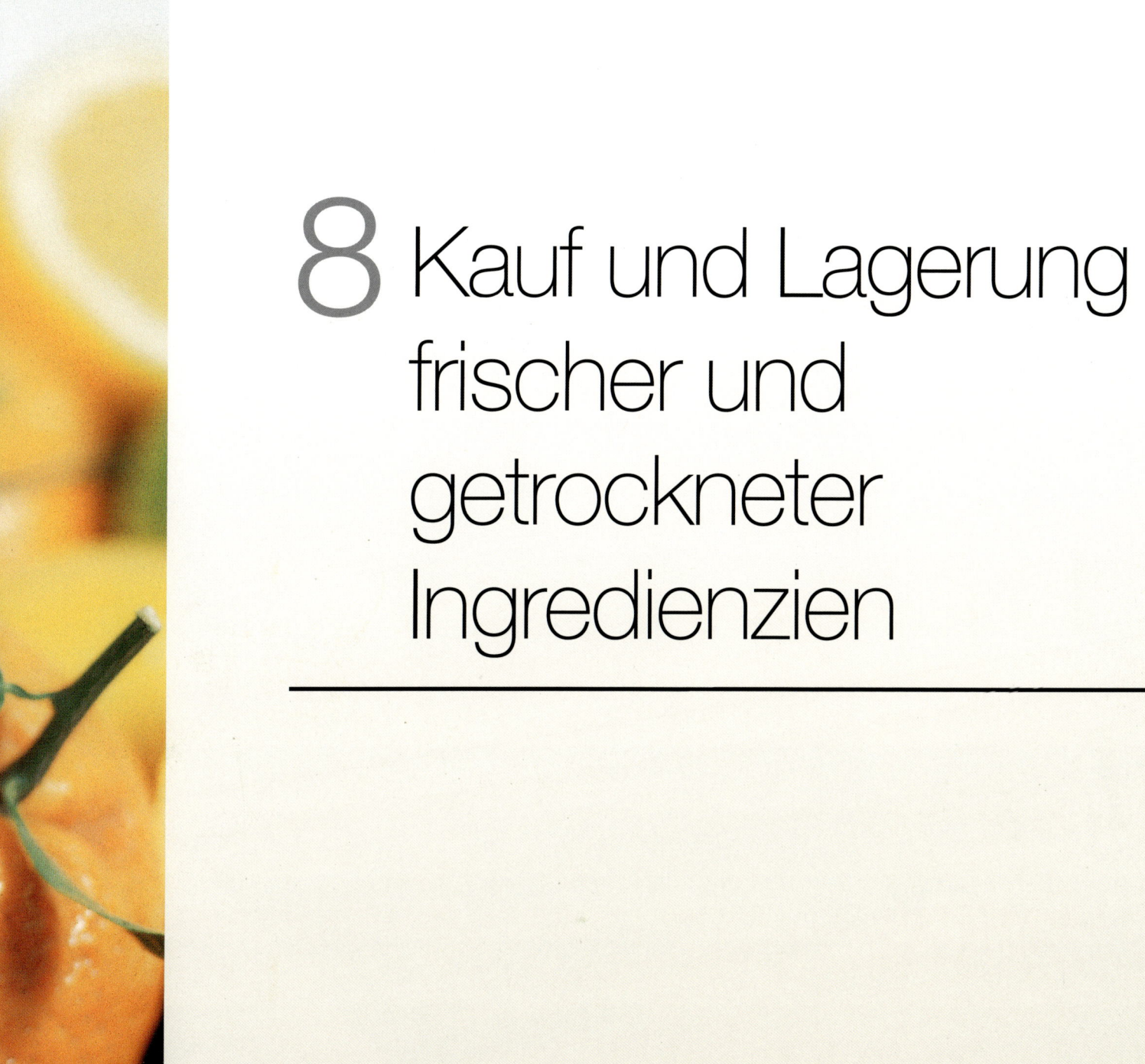

8 Kauf und Lagerung frischer und getrockneter Ingredienzien

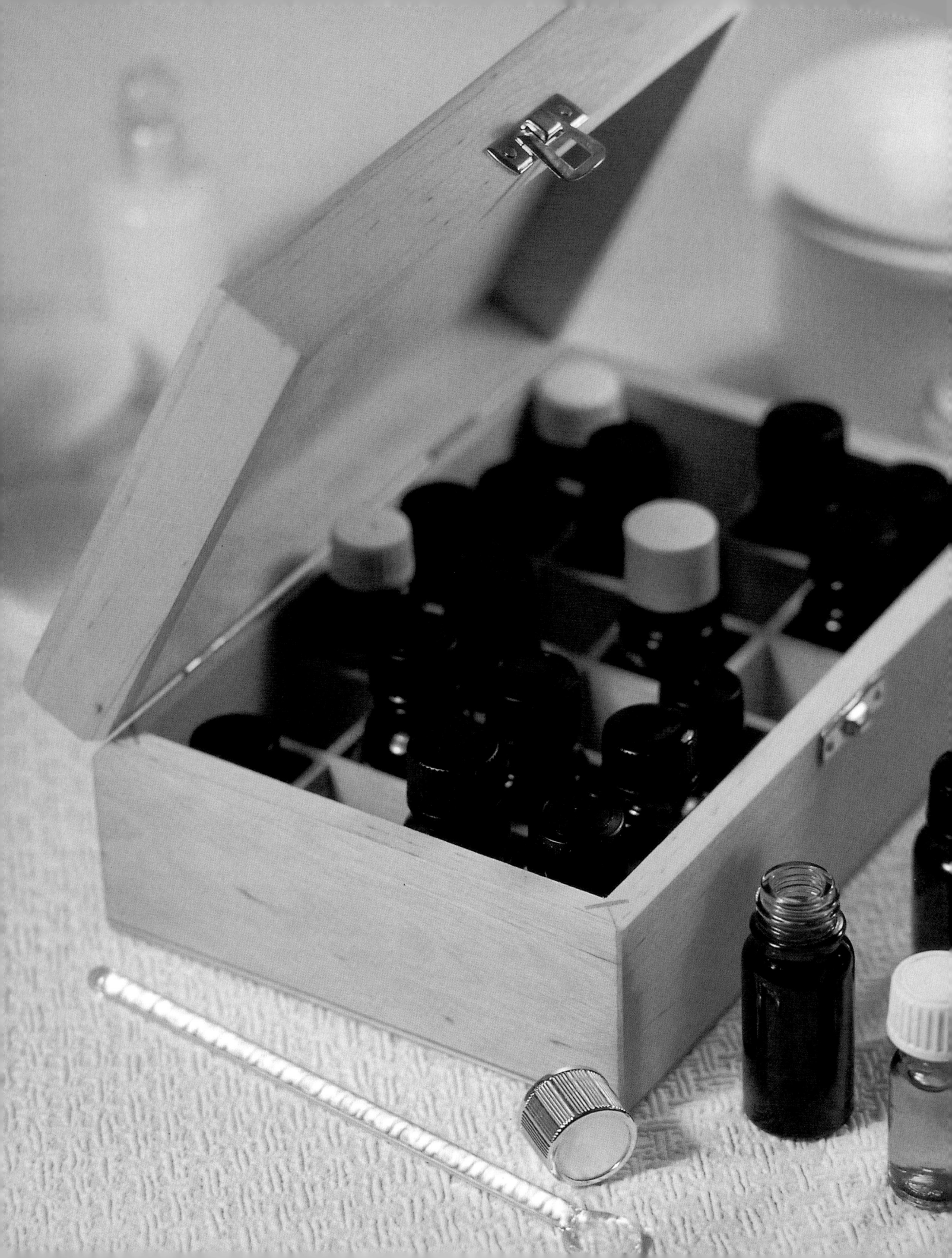

Lagerung frischer und getrockneter Ingredienzien

Der Kauf und die richtige Lagerung sämtlicher Ingredienzien für selbst gemachte Cremes, Shampoos und Co. sind von fundamentaler Bedeutung für den gesamten Herstellungsprozess dieser Produkte. Auf den Seiten 124–125 sind Händler und Geschäfte aufgelistet, die alle Ingredienzien und Materialien führen, welche für eine erfolgreiche Produktion von Hautcremes, Lotionen, Gesichtswasser, Deos, Shampoos, Conditioner etc. notwendig sind. Nachfolgend finden Sie einige Tipps, worauf beim Kauf und bei der Lagerung der Zutaten zu achten ist und wie Sie Ihre fertigen Kreationen am besten aufbewahren.

- Alle Ingredienzien sollen nach Möglichkeit frisch gekauft werden. Obwohl die verschiedenen Zutaten für die zahlreichen Pflegemittel unterschiedlich lange haltbar sind, empfiehlt es sich, jeweils lediglich jene Ingredienzien einzukaufen, die Sie unmittelbar benötigen.

- Auch wenn manches in größeren Mengen preiswerter ist, kann sich ein solcher „Mengenrabatt" letztlich als Fehlinvestition erweisen, wenn Sie nicht alles schnell genug aufbrauchen können.

- Die Ingredienzien immer an einem kühlen, dunklen und trockenen Ort, unter Ausschluss von Licht, Feuchtigkeit, Hitze und Zug aufbewahren. Auf diese Weise lässt sich die Haltbarkeit der Zutaten verlängern.

- Stellen Sie sicher, dass Sie die Fläschchen mit den ätherischen Ölen an einem kühlen, dunklen Ort aufrecht stehend lagern.

- Viele Blütenwasser werden in dickwandigen, durchsichtigen Plastikflaschen zum Kauf angeboten. Füllen Sie das Blütenwasser so bald als möglich nach dem Kauf in dunkle Glasflaschen um. Auf diese Weise lässt sich die begrenzte Haltbarkeit der Blütenwasser ein wenig verlängern.

- Frische Zutaten, wie zum Beispiel Joghurt, gemahlene Mandeln, Gurken, Kräuter, Früchte und Honig, sollten stets so frisch wie möglich sein – besonders, wenn es sich um Bioprodukte handelt.

- Falls nach dem Gebrauch von Basislotion, Basiscreme, Basisreiniger oder anderen Basisprodukten noch der halbvolle Behälter übrig sein sollte, füllen Sie den Inhalt in einen kleineren Behälter um. So kann verhindert werden, dass allzu viel Luft in das Gefäß mit dem Basisprodukt eindringt und die Haltbarkeitsdauer negativ beeinflusst.

- Sobald Sie den Eindruck gewinnen, dass eine der Ingredienzien aufgrund einer Farb- oder Texturveränderung verdorben ist, werfen Sie diese weg und kaufen eine neue. Die Verwendung alter, verdorbener Zutaten kann sich auf den gesamten Herstellungsprozess negativ auswirken und somit zu einer Verschwendung weiterer Zutaten führen.

Handel und Vertrieb in Österreich und Deutschland

Österreich (Auswahl)

Mag. Kottas Kräuterhaus
Freyung 7/1010 Wien
Tel.: 0043 (0) 1/5339532
Fax: 0043 (0) 1/5325610
E-Mail: shop@mag-kottas.at
Internet: www.mag-kottas.at

Wilhelm Neuber's Enkel
Dr. Brunner & Kolb GmbH
Linke Wienzeile 152/1060 Wien
Tel.: 0043 (0) 1/5976668-0
Fax: 0043 (0) 1/5971136

W. Pauli GesmbH & Co KG
Sautergasse 21/1160 Wien
Tel.: 0043 (0) 1/48811-0
Fax: 0043(0)1/48811-30
E-Mail: office@drtemt.at

IBZ Bienenhof Bienen- und
Naturprodukte Handelsgesellschaft m. b. H.
Kaiserstraße 33/1070 Wien
Tel.: 0043 (0) 1/5235374
Fax: 0043 (0) 1/5235374-20
E-Mail: office@ibz-bienenhof.at
Internet: www.ibz-bienenhof.at

Kosmetikmacherei
Handel mit kosmetischen Rohstoffen Petra Doleschalek
Florianigasse 75/Eingang Uhlplatz 1/1080 Wien
Tel.: 0043/1/4070393
E-Mail: kosmetikmacherei@chello.at
Internet: www.kosmetikmacherei.at

Martina Bach
Hauptstraße 30/3720 Ravelsbach
Mobil: 0664/1125109
Tel./Fax: 0043 (0) 2958/82306
E-Mail: office@energieoase.at
Internet: www.seifenoase.at

Sonnentor Kräuterhandelsgesellschaft m. b. H
Sprögnitz 10/3910 Zwettl
Tel.: 0043 (0) 2875/7256
Fax 0043 (0) 2875/7257
E-Mail: office@sonnentor.at
Internet: www.sonnentor.at

Art of Beauty
Veronika Hitzenberger
Dr. Salzmann-Str. 8–10/4600 Wels
Tel.: 0043 (0) 7242/57226
Fax: 0043 (0) 7242/572266
E-Mail: veronika@art-of-beauty.at
Internet: www.art-of-beauty.at

Feeling Handels GesmbH.
Walgaustraße 22/6824 Schlins
Tel.: 0043 (0) 5524/22399
Fax. 0043 (0) 5524/223998
E-Mail: feeling@feeling.at
Internet: www.feeling.at

Internet (Auswahl):

www.kosmetikmacherei.at
(bietet viele Zutaten, Informationen, Adressen und Links zum Thema Naturkosmetik)

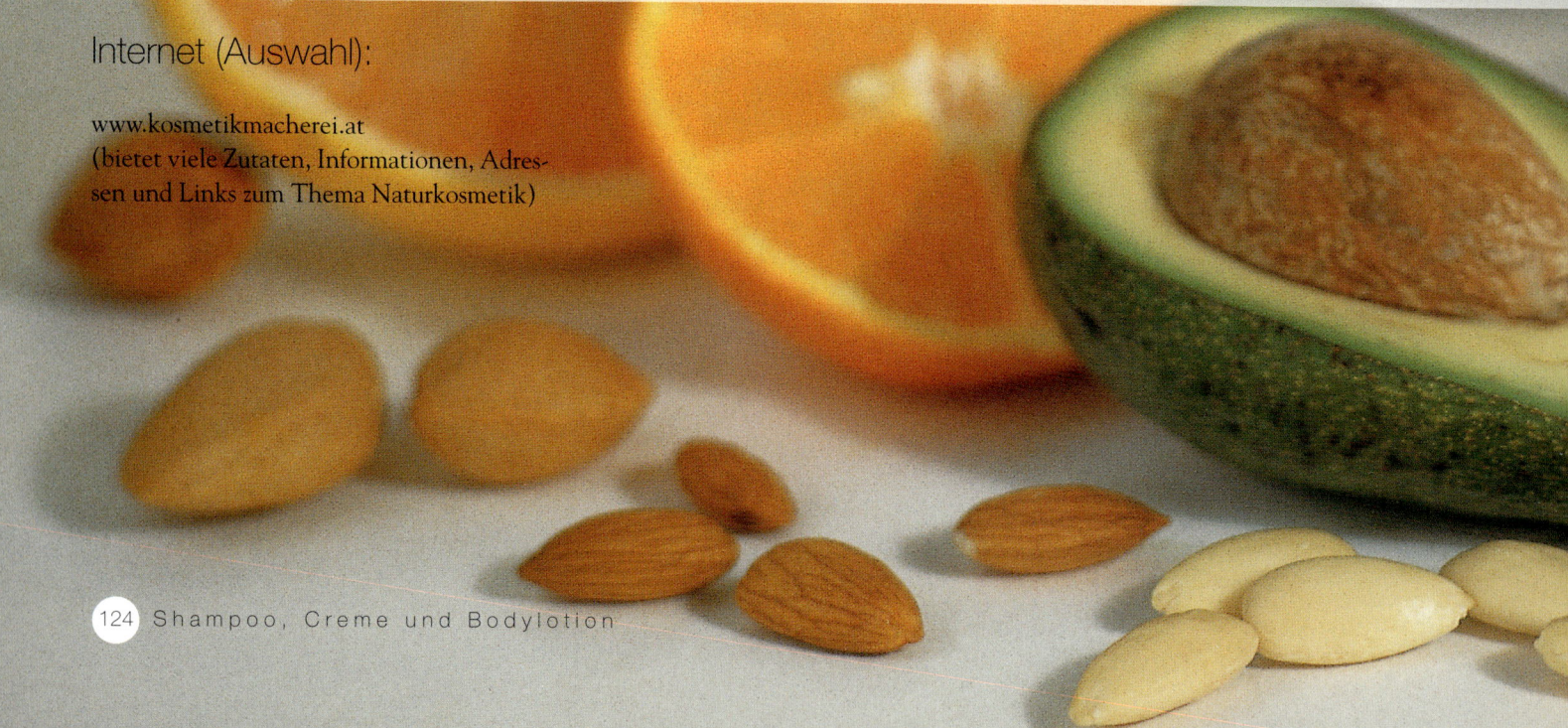

Deutschland (Auswahl)

Ronald Reike Spezialversand
Kielort 21 a/22850 Norderstedt
Tel.: 0049 (0) 40/5293874
Fax: 0049 (0) 40/5293874
E-Mail: info@naturrohstoffe.de
Internet: www.naturrohstoffe.de

behawe Naturprodukte
Zum Sporkfeld 48/33397 Rietberg
Tel.: 0049 (0) 5244/700950
Fax: 0049 (0) 5244/700955
E-Mail: info@behawe.com
Internet: www.behawe.com

Aroma-Zentrum
Groß-Einzelhandel und Versand/Import und Export Marc Lerch
Schwabenröder Str. 61/36304 Alsfeld
Telefon: 0049 (0) 6631/6225
Fax: 0049 (0) 6631/71806
E-Mail: info@aroma-zentrum.de
Internet: www.aroma-zentrum.de

Calendula Naturwaren und Naturkosmetik
Stammhaus Dinslaken
Sterkrader Str. 237/46539 Dinslaken
Tel.: 0049 (0) 2064/92739
Fax: 0049 (0) 2064/81250
E-Mail: calendula-kosmetik@online.de
Internet: www.calendula-kosmetik.de

Cosmeda Kosmetik und Ökoprodukte Vertriebs
GmbH & Co KG
Pascalstraße 8/47506 Neukirchen-Vluyn
Tel.: 0049 (0) 2845/28080
Fax: 0049 (0) 2845/28088
E-Mail: info@cosmeda.de
Internet: www.cosmeda.de

Dagmar Köhler
Danziger Str. 1/47665 Sonsbeck
Tel.: 0049 (0) 2838/779866
Fax: 0049 (0) 2838/779867
E-Mail: info@baccararose.de
Internet: www.baccararose.de

Cosmothek GmbH/Duft & Schönheit
Sendlingerstraße 28/80331 München
Tel: 0049 (0) 89/3544600
Fax: 0049 (0) 89/3543653
E-Mail: info@duft-und-schoenheit.de
Internet: www.duft-und-schoenheit.de

Wilhelm Lindig Kräuterparadies
Blumenstraße 15/80331 München
Tel.: 0049 (0) 89/265726
Fax: 0049 (0) 89/23269857
E-Mail: lindig@phytofit.de
Internet: www.phytofit.de

Internet (Auswahl):

www.beautycafe.de
(bietet viele Zutaten, Informationen, Adressen und Links zum Thema Naturkosmetik)

www.hobby-kosmetik.de
(Informationsbörse zum Thema Naturkosmetik; mit umfangreicher Bezugsquellenliste)

www.meinekosmetik.de
(bietet viele Zutaten, Informationen, Adressen und Links zum Thema Naturkosmetik)

Ingredienzien – Glossar

Ätherische Öle
Duftstoffe aus Kräutern, Blumen, Hölzern, Harzen und Zitrusfrüchten. Werden zur Anreicherung und Parfümierung von Gesichtswassern, Cremes, Lotionen, Shampoos und Conditioner verwendet.

Avocadoöl
Nährendes Öl, reich an Vitamin A, D, E und Fettsäuren. Wird schnell von der Haut aufgenommen und verfügt über heilende Eigenschaften. Bei der Herstellung von Hautcremes besonders wegen seiner hervorragenden feuchtigkeitsspendenden Wirkung von Bedeutung.

Bienenwachs
Ein natürliches Produkt der Bienen. Gelbes Wachs ist naturbelassen und in Platten- oder Blockform erhältlich. Bei dem als Granulat erhältlichen weißen Wachs handelt es sich um gebleichtes Wachs.

Blütenwasser
Zu den Blütenwassern zählen Rosenwasser, Orangenblütenwasser, Kornblumenwasser und Lindenblütenwasser. Blütenwasser sind auch unter der Bezeichnung *Hydrolate* bekannt. Für Gesichtswasser, Augenspülungen, Deos, Gesichtscremes und Hautlotionen.

Flüssigglyzerin
Die sirupartige, klare Flüssigkeit wird zur Herstellung von Hautcremes verwendet, ist feuchtigkeitsspendend und besonders für trockene Haut geeignet.

Hafermilch
Enthält natürliche Lipide und pflanzliche Proteine, ist sanft und pflegend zu Haut und Haar. Hafermilch findet für Cremes, Lotionen und Conditioner Verwendung.

Hagebuttengranulat
Getrocknete, gemahlene Hagebutten mit leicht körniger Struktur. Das Granulat dient als Zusatzstoff bei Körper-Peelings.

Hagebuttenöl
Das beste auf dem Markt erhältliche Hagebuttenöl ist das *Rosa-Mosqueta*-Öl. Es ist reich an ungesättigten Fettsäuren und Gammalinolsäure und fördert die Regeneration der Haut. Dieses nährende Öl mit seinen heilenden Eigenschaften wird für die Herstellung von Cremes und Lotionen verwendet.

Hamameliswasser (Zaubernuss)
Adstringierend wirkendes Wasserdestillat aus den Blättern der *Hamamelis virginiana*, das für Gesichtswasser, Aftershaves und Deos verwendet wird.

Honig
Ein natürlicher Nährstoff mit heilender Wirkung; wird für die Herstellung von Gesichtsmasken und Lippenbalsamen verwendet.

Jojobaöl
Genau genommen ein flüssiges Wachs. Es verfügt über eine ausgezeichnete feuchtigkeitsspendende und talgausgleichende Wirkung und wird zur Anreicherung von Hautcremes und Lotionen verwendet.

Kakaobutter
Schützt die Haut und macht sie weich und geschmeidig. Bei der Creme- und Lotionherstellung besonders wegen ihrer feuchtigkeitsspendenden Wirkung von Bedeutung.

Kokosnussöl
Ein bei Raumtemperatur festes Öl, das bei Berührung mit der warmen Haut schmilzt. Wird zur Anreicherung von Hautcremes und Lotionen verwendet.

Kukuinussöl
Nährendes, außerordentlich feuchtigkeitsspendendes Öl, das zur Herstellung von Cremes und Lotionen verwendet wird und bei Akne, Ekzemen, Schuppenflechte sowie Sonnenbrand hilft.

Mandelöl (genauer: Süßes Mandelöl)
Nährendes Basisöl, das für alle selbst gemachten Kosmetika verwendet werden kann. Eine Hauptingredienz bei der Herstellung von Hautcremes.

Monoï-Öl
Weiches, wachsartiges Öl, das aus Kokosnussöl und Gardenienblüten hergestellt wird. Es findet sowohl aufgrund seines unvergleichlichen Duftes als auch wegen seiner nährenden Eigenschaften bei der Herstellung von Cremes und Lotionen Verwendung.

Sheabutter
Sheabutter ist auch unter der Bezeichnung Karitébutter bekannt. Sie besitzt hervorragende feuchtigkeitsspendende Eigenschaften und ist insbesondere für trockene, angegriffene und irritierte Haut geeignet. Diese nährende Körperbutter wird für die Herstellung von Cremes und Lotionen verwendet.

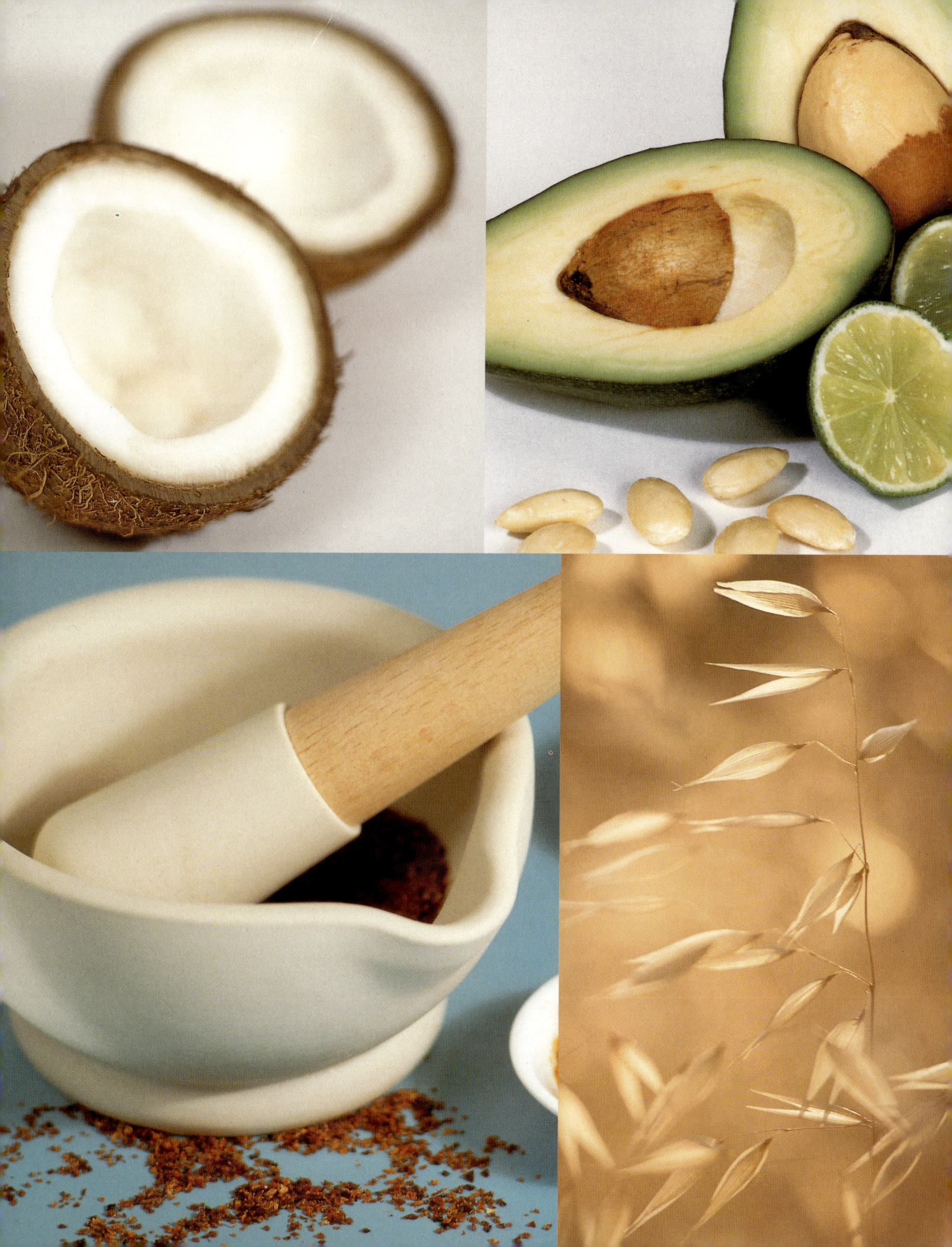

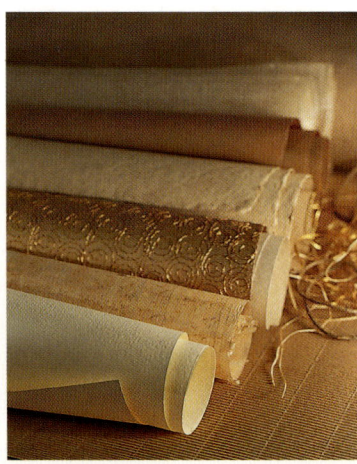

Danksagungen

Mein Dank gilt Robin Bath, Tobby Matthews, Angie Patchell und Winnie Prentiss, die durch ihre engagierte Mithilfe zur Verwirklichung dieses Buches beigetragen haben. Besonderer Dank gebührt auch meinen beiden Models Alice Pennefather und Caroline Grealis.

Meinem Partner Robert Beer möchte ich für seine tatkräftige Unterstützung während des Entstehungsprozesses dieses Buches danken, und dafür, dass er so bereitwillig verschiedenste meiner selbst gemachten Lotionen und Wässerchen ausprobiert hat.

Folgenden Geschäften möchte ich für die Bereitstellung von Materialien für die Fotographien danken:

4 my way of life, 13–15 Jerdan Place, Fulham, London SW6 1BE
The Chelsea Gardener, 125 Sydney Street, London SW3 6NR
Cologne & Cotton Ltd., 791 Fulham Road, London SW6 5HD
Damask, 3–4 Broxholme House, New Kings Road, London SW6 4AA
Paperchase, 213 Tottenham Court Road, London, W1T 7PS
pH Factor, 183 New Kings Road, London SW6 4SW
toute-bagai, 160 Wandsworth Bridge Road, London SW6 2UH
Sasha Waddell, 269 Wandsworth Bridge Road, London SW6 2TX
Sue Walker, 166 Wandsworth Bridge Road, London SW6 2UH